RECUEIL

D'OBSERVATIONS MÉDICALES

SUR LA CAUTÉRISATION

DE L'URÈTRE.

RECUEIL
D'OBSERVATIONS MÉDICALES

CONFIRMANT LA DOCTRINE DE

DUCAMP,

SUR LA CAUTÉRISATION DE

L'URÈTRE;

PRÉCÉDÉ D'UN

ABRÉGÉ DE L'HISTOIRE DE LA CAUTÉRISATION DE L'UTÊTRE EN FRANCE.

PAR M. P.-L.-A. NICOD,

Chirurgien ordinaire du Roi, servant par quartier, Chirurgien en chef de l'hôpital Beaujon, Chirurgien honoraire des Dispensaires, de la Société philantropique, de la Société Maternelle, du Bureau de Charité et Membre de plusieurs Sociétés savantes.

TOME PREMIER.

A PARIS,

CHEZ
- L'AUTEUR, rue St.-Florentin, n°. 8.
- MÉQUIGNON-MARVIS, libraire, rue du Jardinet, n° 13;
- DELAUNAY, libraire, galeries de bois, au Palais Royal.

1825.

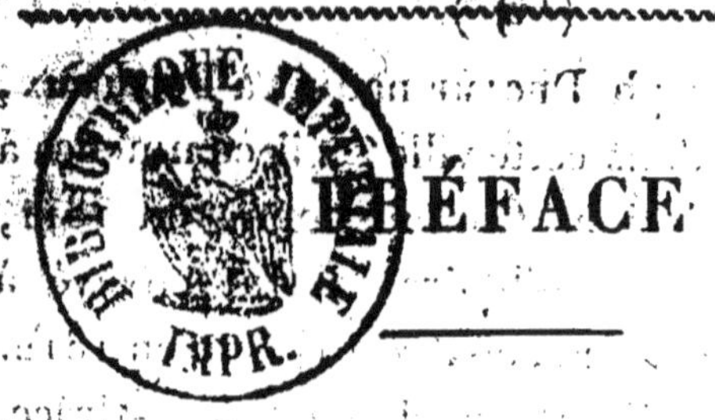

PRÉFACE

Les progrès des sciences sont l'ouvrage d'une longue suite de siècles. Les travaux les plus éclairés y laissent un vide d'autant plus difficile à remplir, qu'elles sont toujours plus ou moins ralenties dans leur marche incertaine, par les écarts d'imagination de l'auteur d'une découverte, ou par le mauvais emploi qu'en font tous ceux qui ne savent pas profiter des bonnes pensées de cet auteur, sans les altérer par leurs propres idées.

Telles sont les réflexions que l'homme instruit déduira toujours de l'expérience en médecine; telles sont celles que nous suggéra la lecture du Traité qui a réfléchi un si grand rayon de gloire sur la chirurgie française du dix-neuvième siècle; telles sont encore celles que nous a suggérées, naguères, la lecture d'un Mémoire devenu déjà trop fameux, pour ne pas me forcer de renouveler ici l'éloge du célèbre Ducamp.

Je le ferai suivre incessamment d'une analyse raisonnée des critiques qu'on a dirigées contre sa méthode.

Théodore-Joseph Ducamp naquit à Bordeaux, en 1793. C'est dans cette ville qu'il commença à étudier la médecine. Commissionné en 1811, comme chirurgien militaire, il fut envoyé à l'hôpital de Strasbourg, où il resta jusqu'en 1812. A cette époque, il fut appelé au Val-de-Grâce. L'année suivante, il fut attaché au service de santé de la garde impériale, et fut attaché, en 1815, à l'hôpital de la garde royale. Le 15 avril de cette année, il présenta, à la Faculté de Paris, sa thèse inaugurale sur les polypes de la matrice et du vagin. Les recherches qu'il fit à ce sujet lui donnèrent probablement l'idée de l'ingénieux instrument qu'il inventa pour replacer le cordon ombilical prématurément sorti. Cet instrument fut présenté, en 1820, à la Société de Médecine de Paris; il fut l'objet d'un rapport de M. Deneux. L'invention du jeune médecin mérita les éloges de cet habile professeur, et la Société de Médecine s'empressa d'admettre Ducamp au nombre de ses membres.

Il ne tarda pas à donner des preuves de son esprit actif et investigateur. Appelé souvent dans la pratique, à traiter les maladies de la respiration, il s'aperçut bientôt combien ces maladies étaient peu connues chez nous, et combien étaient insuffisans les moyens employés dans la pratique ordinaire. Ces maladies devinrent dès-lors l'objet spécial de ses recherches : il chercha chez les auteurs étrangers les lumières qu'il ne trouvait pas chez les nôtres. L'ouvrage du Docteur Bree sur l'asthme lui parut supérieur sur tout ce qu'on avait écrit sur cette matière. Il le traduisit en entier en l'enrichissant de plusieurs observations. Dans la préface qu'il mit en tête, il expose les motifs qui lui firent entreprendre ce travail, sa profonde affliction lorsqu'il reconnut l'inutilité des remèdes qu'on appliquait communément chez nous aux maladies de la respiration; ses craintes, lorsqu'il était appelé à traiter quelques maladies de cette nature. On reconnaît dans ce langage la candeur d'un esprit supérieur qui ne craint pas d'avouer les limites de ses connaissances, ni celles de l'art qu'il professe, parce qu'il sent en lui-même la volonté et les facultés necessaires pour acquérir ce qui lui manque, et pour faire faire à la science de nouveaux progrès.

Il atteignit l'unique but qu'il s'était proposé, en se livrant à ces recherches pénibles; plusieurs cures heureuses furent le prix de ses soins et de ses efforts.

Il ne se borna point à cette excursion dans la littérature médicale anglaise qui lui était devenue très-familière, mais en apprenant ce qu'il y avait d'utile dans les travaux de nos voisins d'outre-mer, il sut toujours se prémunir contre cet engouement qui rend injuste et partial. Il combattit même dans le journal général les attaques de M. Varther contre la chirurgie française, et montra que c'est vainement qu'on voudrait lui disputer le premier rang que l'assentiment général lui a décerné.

Il publia des extraits de l'ouvrage de Johnson, intitulé : *Considérations sur l'emploi des cathartiques et du calomélas dans les fièvres.*

Il accueillait avec une sage réserve tout ce qui se présentait sous l'apparence d'une méthode inusitée, ou d'une découverte nouvelle. Il était bien éloigné à cet égard de ce superbe dédain que quelques hommes montrent pour tout ce qui s'écarte des idées reçues, dédain qu'ils regardent peut-être comme l'apanage de la supériorité, et qui est presque toujours l'indice de la médiocrité orgueilleuse. Comme il était exempt de préventions, il l'était aussi de cet enthousiasme irréfléchi qui se passionne pour tout ce qui est nouveau. Il discutait, il examinait avant de juger. C'est ainsi qu'il traduisit et publia, avec des observations, un ouvrage anglais sur le traitement des Rhumatismes par la percussion; sans se laisser prévenir ni favorablement, ni défavorablement, par la bizarrerie de ce titre, il voulut s'assurer de ce qu'il y avait de bon et de réel dans une méthode si nouvelle. C'est toujours avec cet esprit d'examen, sans lequel il n'y a ni sagesse ni *équité*, qu'il procédait dans ses jugemens.

Il publia vers la même époque un écrit intitulé : *Réflexions Critiques sur un écrit de M. Chomel*, ayant pour titre : *de l'Existence des Fièvres*. Cet écrit, remarquable par une logique profonde, par la justesse de vues et la vérité d'observations, l'est aussi en ce qu'il peut donner une idée du caractère de l'auteur. Le jeune Ducamp, à l'entrée de la carrière, attaquait les opinions d'un Médecin dont la réputation était établie, et les idées qu'il avait à développer le conduisaient à se trouver quelquesfois en contradiction avec un Professeur justement célèbre. Cette position lui prescrivait de mettre dans ses réfutations de grands ménagemens ; car autrement on n'eût pas manqué de dire qu'il recherchait le scandale comme un moyen de fixer sur lui l'attention publique. Son talent et l'élévation de son âme le mettaient au-dessus d'un pareil calcul, et la justesse de son esprit le garantissait de tout ce qui eût pu donner à sa démarche une semblable apparence. Mais, en évitant cet écueil, il s'exposait à un autre danger dont il ne pouvait se dissimuler ni l'étendue, ni les conséquences. Il allait soulever contre lui quelques hommes qu'une réputation acquise et l'habitude de la défiance ont rendus intolérans pour toute observation et pour toute censure, surtout lorsqu'elles viennent d'un homme jeune, et qui a sa réputation à faire. Il devait aussi s'attendre à avoir contre lui ces gens serviles et obséquieux qui reçoivent comme un oracle la parole du maître, regardent l'examen comme une insulte, et la critique comme une insurrection. Ce danger, Ducamp le brava sans hésiter. Il avait une trop haute idée des devoirs de sa prefession pour sacrifier à de vaines considérations l'intérêt de la vérité; car il savait quelles conséquences, dans l'état qu'il exerçait, la vérité méconnue peut avoir pour l'humanité. Il obéit donc à sa conviction. Il publia des observations qu'il croyait utiles, sans s'inquiéter des animosités qu'il pouvait soulever contre lui. Il donna par cette démarche une grande preuve de l'indépendance qui était le trait distinctif de son caractère, *indépendance qui devrait toujours être la compagne du talent; puisque sans elle le talent, quelque élevé qu'il soit, ne peut prétendre à une admiration sans mélange, ni à une estime sans restriction.*

Peu de temps après avoir publié cet écrit, il commença ses observations sur les maladies des voies urinaires, qui l'ont conduit depuis à de si brillans résultats. Le zèle de l'amitié l'engagea [illegible] travail. Ce fut pour soulager un ami [illegible] qu'il fit ses premières recherches et ses [illegible] essais. Il confia à un pharmacien distingué, dont il était l'ami intime, ses idées, ses [illegible] et ses procédés encore imparfaits (1). Celui-[illegible] tous les avantages que pourrait offrir la nouvelle méthode lorsqu'elle serait perfectionnée par le temps et l'expérience. Il encouragea le jeune médecin, lui fit voir dans l'avenir sa fortune et sa réputation fondées sur l'heureuse découverte dont il allait enrichir la science. Les faits justifièrent bientôt cette prédiction. Des résultats plus nombreux et plus satisfaisans attestèrent chaque jour les avantages de ce nouveau mode de traitement, et mirent enfin Ducamp à même de publier son Traité des rétentions d'urine, causées par le rétrécissement de l'urètre. Cet ouvrage fixa l'attention du monde savant, et fonda la réputation de son auteur. Il serait superflu d'en faire ici l'éloge. Le rapport fait à l'institut par MM. Deschamps et Percy, rend inu-

(1) M. Labaraque, auteur d'un Mémoire sur l'art du Boyaudier; l'un des chimistes de notre époque qui ont le plus heureusement appliqué aux ateliers, les moyens de désinfection inventés pour les hôpitaux et les amphithéâtres d'anatomie, par M. Masuyer, professeur de chimie à la Faculté de Strasbourg, en 1809.

tile tout ce que nous pourrions dire. Le suffrage d'un corps aussi illustre est une autorité qu'aucune autre ne peut balancer. Toutefois, si après des témoignages si honorables, le mérite du nouveau traitement inventé par Ducamp n'était pas suffisamment démontré, l'expérience élèverait sa voix imposante pour attester les nombreux bienfaits dont l'humanité lui est redevable. Il suffira de dire qu'en moins d'un an, cent cinquante malades qui s'étaient confiés à ses soins furent radicalement guéris; et qu'il en a été de même de cent cinquante autres traités par son successeur.

A un génie inventif, à une dextérité prodigieuse, à un rare talent d'observation, Ducamp joignait une activité d'esprit qui l'eût conduit à d'autres découvertes non moins importantes, s'il n'eût été enlevé prématurément à la science, dont il s'occupait chaque jour de reculer les limites. Ses recherches sur les voies urinaires lui avaient donné l'idée d'un instrument destiné à détruire la pierre dans la vessie, sans recourir à l'opération de la taille. Il avait aussi confié ses idées, sur ce nouveau travail, au pharmacien qui avait applaudi aux premiers essais de son traitement des rétentions d'urine (1). L'instru-

(1) Ainsi qu'à M. Dupuis, professeur à l'École Vétérinaire

... qu'il a terminé n'avait point atteint le degré de perfection auquel il fut parvenu sans doute si Ducamp eût eu le temps d'y faire les modifications que l'expérience lui eût indiquées; mais tel qu'il est, cet instrument peut être considéré comme un grand pas fait vers le but que Ducamp voulait atteindre. Maintenant, que les premières et les principales difficultés sont surmontées, on est déja parvenu à perfectionner son invention, et à épargner à certains malades attaqués de la pierre, *dans des circonstances favorables*, une opération aussi cruelle que périlleuse. Lorsque ce but si désirable sera atteint,

d'Alfort, et membre distingué de la Société de Médecine de Paris, avec des détails qui m'ont été confirmés par le fabricant qui en avait exécuté les premières ébauches. — Ces ébauches ont servi dans la suite à composer celui de M. Leroi et dont M. Civiale a su profiter plus adroitement. Néanmoins on pourrait reprocher à M. Civiale de s'être peu inquiété de l'inconvénient de multiplier les pierres de la vessie, sollicitude qui avait d'abord retenu Ducamp, qui eût probablement complété son brise-pierre s'il ne se fût pas arrêté à créer une poche, dans laquelle il désirait retenir les fragmens, pour les dissoudre ou les extraire plus facilement par des injections.

Le secret que M. Civiale persiste à garder sur l'ensemble de son instrument, et l'abus qu'il en a fait jusqu'à présent, le réduiront bientôt à sa juste valeur, comme il en est déjà arrivé de l'accupuncture.

la gloire ne lui en serait point étrangère, et l'humanité devra un nouveau tribut de reconnaissance à sa mémoire.

C'est au milieu de ces recherches si importantes, des soins qu'il donnait à ses nombreux malades, parmi lesquels les pauvres eurent toujours une part égale à sa sollicitude, que se développait le germe d'une maladie contre laquelle son activité lutta trop long-temps, peut être. Les progrès du mal le forcèrent, enfin, au mois de février 1823, à cesser de voir ses malades. On put avoir alors une juste idée de la confiance qu'il inspirait à ceux qui recevaient ses soins, en voyant sa porte assiégée par une foule d'individus qui venaient encore solliciter ses conseils, et dont l'attitude exprimait à la fois l'inquiétude pour leur conservation personnelle, qu'ils semblaient croire attachée à celle du jeune médecin, et un sentiment de reconnaissance pour les soins qu'il leur avait donnés, pour les soulagemens dont ils lui étaient redevables.

Quoiqu'il fût plus occupé de ses études et de ses projets que du mal qui le consumait, Ducamp ne se fit pas illusion sur son état. Il vit que sa fin était prochaine, et n'en fut point abattu. S'il regretta la vie, c'est en voyant les regrets qu'il laissait après lui, et en songeant au bien qu'il eût pu encore faire à ses semblables.

Ni les soins de sa jeune et inconsolable épouse, ni les vœux de ses amis et de ses malades, ne purent prolonger son existence. Il mourut le [illegible] avril 1825, âgé de trente ans ; ayant déjà à cet âge acquis une brillante réputation, enrichi la science d'une heureuse découverte, rendu à l'humanité un grand service ; doublement digne des regrets et pour tout ce qu'il avait déjà fait de bon et d'utile, et pour les espérances qu'il emportait avec lui dans la tombe.

Dans les derniers jours de sa vie, il s'était occupé avec autant de calme que de présence d'esprit, de consigner par écrit ses dernières volontés. Voici comme il s'expliquait au sujet de son *Traité des Rétentions d'urine* : « Mon » ouvrage est bientôt épuisé : je n'entends point, » sous quelque prétexte que ce soit, qu'on fasse » aucun changement dans le texte. Je veux que » mes pensées restent ce qu'elles sont. On suivra » pour la réimpression le volume où j'ai fait » quelques corrections. Il faudra qu'on substitue » la description de mon nouveau porte-caustique ; » on le fera représenter dans tous ses détails, et » on supprimera l'ancien. »

Ces intentions ont été religieusement respectées dans la deuxième édition et celle qui l'a suivie de près, en 1825. Ducamp songea aussi à perpétuer les bienfaits de sa méthode, en désignant un médecin familiarisé avec ses procédés et qui pût le remplacer : on trouve, à ce sujet, les lignes suivantes dans son dernier écrit :

« On fera en tête de mon ouvrage une petite » notice, ou petit discours, dans lequel on ins» crira ces mots : Il (moi) considère comme » parfaitement apte à le remplacer dans la pra» tique et dans l'emploi journalier de ses instru» mens, M. Nicod, chirurgien en chef de l'hôpital » Beaujon, demeurant rue St.-Florentin, n° 8. »

Telles ont été ses dernières volontés, que remplit un ami qui sut apprécier ce qu'il y avait d'honorable et d'élevé dans son caractère, et qui était loin de se croire destiné à lui rendre aujourd'hui ce douloureux service.

Puisque l'heureuse découverte de Ducamp doit faire époque dans les annales de la médecine en France, il est bon de fixer à jamais les titres de son successeur à l'estime des médecins nationaux et étrangers, ainsi qu'à la confiance des malades qui pourront encore avoir le bonheur de profiter de ses soins.

P. L. A. Nicod, fils d'un maître en chirurgie, petit-fils d'un ancien Lieutenant du premier chirurgien du Roi de France, issu d'une famille vouée à la médecine depuis quatre générations, ne crût jamais pouvoir exercer une autre profession que celle de médecin. En le conduisant par la main chez des malades, son père l'habitua de bonne heure à ne pas détourner la tête en voyant souffrir son semblable, et eut le bonheur de lui imprimer les qualités du cœur qui rendent le médecin compatissant. C'en fut assez pour fixer sa vocation. La révolution ayant porté le désordre dans les collèges, son père s'empressa de le mettre à l'abri sous le toît paternel et de lui apprendre les élémens d'une science longue et difficile.

Sentant la nécessité de le soustraire au métier qui détruit les hommes, il l'appliqua de bonne heure à l'art de les conserver. Il l'exerça dès l'âge de seize ans aux opérations de chirurgie et favorisa ainsi son entrée au service des hôpitaux militaires qu'une guerre continuelle rendait inévitable. Toutefois avant de s'en séparer ainsi, il voulut l'enrichir de toutes les connaissances médicales qu'il était possible d'acquérir alors.

Il l'envoya à l'école de médecine de Besançon, étudier l'histoire naturelle, la chimie, l'anatomie, la physiologie, la thérapeutique et la matière médicale, sous les professeurs *Debesse*, *Villermet*, *Gonel*, *Monnot*, *Cuisinier*, *France*, et leur ancien doyen *Rougnon*. Les succès du jeune homme répondirent à la tendre sollicitude du père chéri. Sa mémoire était dans toute la force que lui donne une raison précoce, fruit d'une bonne éducation première ; aussi y obtint-il, au bout de deux ans, le diplôme de bachelier en médecine.

Ce fut avec ce titre déjà honorable qu'il quitta ses foyers pour obéir, comme simple soldat, à la cruelle loi de la première conscription, qui n'épargna aucune victime parmi ceux qui avaient eu le malheur de naître en 1778. Sa bonne conduite, autant que ses connaissances lui valut la protection de tous ceux qui furent dans la position de l'obliger. C'est ainsi que M. Thomassin, chirurgien en chef de l'armée d'Helvétie, pallia à son égard les rigueurs du Ministre de la guerre, en le recommandant à son plus habile *chirurgien* D'AMBULANCE, M. REQUIER, alors chargé de l'hôpital militaire de Zurich.

Attaché à la soixante-seizième demi-brigade en qualité d'aide-major, dans la division LECOURBE, il fit la mémorable campagne des GRISONS, à la suite de laquelle l'encombrement des hôpitaux le fit rappeller en Suisse, où il put observer encore tant de cas de chirurgie extraordinaires dans les belles campagnes du général Masséna, qu'il suivit encore en Allemagne jusqu'à la paix de l'an X de la République. L'année suivante, il vint à Paris perfectionner ses études en mé-

[illegible] L'expérience qu'il avait acquise, jointe à une dextérité naturelle, le firent remarquer par feu le professeur Boyer, qui l'honora bientôt de sa confiance particulière. Nommé au concours public, élève interne des hôpitaux civils de Paris; il ne sortit de cette école pratique que pour prendre le titre de docteur en chirurgie. Sa thèse inaugurale, basée sur un petit nombre de faits, eut d'abord le mérite de présenter quelques idées neuves sur la CONTRACTION MUSCULAIRE *considérée comme cause de fracture.* Elle eut plus tard l'avantage de fixer son tact chirurgical sur les maladies les plus curieuses du système osseux, dont il enrichit l'annuaire médico-chirurgical des hôpitaux civils (ouvrage enseveli dès sa naissance, par les critiques judicieuses qu'en dût faire, dans l'intérêt de la science, le chirurgien en chef de l'Hôpital Beaujon.)

En 1822, il fit remarquer le premier que *les ulcères cancéreux ne désorganisaient pas complètement les tissus sur lesquels ils se développaient*, en montrant à la société de l'École de médecine de Paris, une mamelle monstrueuse (cancéreuse depuis plus de 20 ans), sur laquelle on reconnaissait très-distinctement plusieurs cicatrices qui avaient remplacé d'anciens ulcères, sur une femme de 80 ans qui n'était morte que d'une fièvre cérébrale indépendante de la maladie cancéreuse du sein.

Lorsqu'il présenta à la Société de l'École de Médecine cette tumeur cancéreuse que couvraient PLUSIEURS CICATRICES PARFAITES, constatées par MM. Percy, Deschamps, Duméril et le patriarche de la Chirurgie, Tenon, il n'y eut, parmi tous ses membres distingués, que le médecin Bayle qui déclara avoir vu pareille chose. Il convint avec sa bonne foi ordinaire, qu'il n'en avait pas tiré la même conséquence. Il fit donc remarquer la vérité ignorée de tous les auteurs modernes : QUE CE PHÉNOMÈNE DÉMONTRAIT POSITIVEMENT QUE LE CANCER NE DÉSORGANISE PAS COMPLÉTEMENT LES PARTIES QU'IL AFFECTE, comme on le croit généralement encore (1).

Ce trait de lumière ne resta pas stérile dans l'esprit du médecin charitable. Il partit de ce principe pour atteindre le but que son cœur n'a pas désiré en vain, celui de guérir les engorgemens squirrheux sans opération. La pratique de l'Hôpital de la Charité lui avait appris que

(1) Il résulte de cette erreur que la plupart des médecins traitent sans espoir les engorgemens chroniques des mamelles et de l'utérus avec des remèdes presqu'insignifians, ou si mal combinés et administrés qu'ils laissent ainsi devenir incurables des maladies qui ne le seraient pas dans le principe.

l'extirpation n'était pas une garantie suffisante contre les récidives des maladies de ce genre, et il avait déja eu le bonheur de traiter avec succès, un engorgement de l'utérus qui n'avait pu l'être complètement dans ce même hôpital. Le docteur Payen, médecin du bureau de bienfaisance du onzième arrondissement de Paris, à qui il fit part de sa découverte, l'encouragea dans ses essais, en le menant chez une pauvre femme qui avaient aussi des cicatrices sur un côté de la poitrine, couverte d'ailleurs d'ulcères cancéreux incurables ; et en confiant à ses soins une mère de famille qui avait un engorgement de l'utérus, depuis quelques mois.

Lorsque M. Nicod s'offrit de traiter gratis et de fournir à la femme Tolleret tous les médicamens nécessaires à sa guérison, elle était dans l'état suivant :

1.° La matrice paraissait avoir le double de son volume naturel ; son col, trois fois plus gros, était mou, et saignant au plus léger toucher.

2.° Le flux menstruel était devenu irrégulier, plus abondant, et quelquefois très-douloureux. Il lui parut nécessaire de diriger le traitement de manière à le régulariser. C'est ainsi qu'une décoction de riz, *acidulée à propos ;* des saignées du bras, *à diverses époques bien calculées ;* et quelques autres moyens suffiren pour améliorer progressivement l'état de cette malade, âgée de 39 ans.

Dans les intervalles des menstrues, et le plus souvent même pendant l'écoulement sanguinolent, rosé, qui les suivait, il lui faisait prendre deux ou trois fois par jour des pilules savonneuses, tantôt simples, tantôt composées, d'autres fois enfin des pilules d'extrait de ciguë, préparé à la manière de Storck.

Si un premier succès fut rapide, il n'en fut pas de même de la guérison complète. Les pertes sanguines disparurent, ainsi que l'engorgement du col de la matrice : son corps parut, à diverses époques, assez guéri et dégorgé pour que d'autres médecins, et même un accoucheur, s'y méprissent (1). Néanmoins cette espérance de la malade et la mienne ne se réalisa qu'au bout de quatre années. Les mêmes symptômes et les mêmes accidens se reproduisaient plus ou moins à chaque ÉPOQUE, et il fallait chaque mois

(1) La malade éprouvant encore de légères douleurs qui me portèrent à la toucher, je trouvai que le col de la matrice n'était pas encore assez revenu à l'état naturel, et lui donnai un certificat sur sa maladie dans la vue d'obtenir des bains gratuitement. M. Everat, accoucheur célèbre, les lui refusa, en lui disant comme une chose des plus agréables, qu'elle n'en avait pas besoin parce qu'il la croyait parfaitement guérie, cependant M. E.... se trompait.....

laisser passer cette fâcheuse influence, pour revenir autant de fois aux fondans efficaces.

Ceux-ci eurent à la fin un succès positif. La femme Tolleret jouit d'une parfaite santé pendant un an. Les plaisirs du mariage qui lui avaient nui plus d'une fois, dans son premier traitement, n'avaient plus d'influence fâcheuse sur l'organe que j'avais la précaution de visiter de loin en loin. Mais les progrès de l'âge (44 ans) ayant causé de nouvelles irritations sur la matrice et ses dépendances, il s'en suivit des névralgies de toutes espèces. L'engorgement reparut avec des phénomènes analogues à la première maladie ; et pour le dire en deux mots : il fallut encore deux ans de traitement pour compléter la guérison de cette maladie intéressante (1).

Combien de force n'obtiendra-t-elle pas, cette guérison, dans l'esprit de ceux qui auront à traiter de semblables maladies d'après les principes du D.r Nicod, lorsqu'ils connaîtront tous ses succès dans les maladies squirrheuses.

La femme Garb, empailleuse de chaises, âgée

(1) On peut se procurer tous les renseignemens convenables pour constater les faits que j'analyse ici, chez M.me Tolleret elle-même, qui demeure actuellement, 1825, rue du Four, N.o 69.

de 38 à 40 ans, souffrant plus de la crainte d'un ulcère à la matrice que d'un léger engorgement de ce viscère (en 1809), entra à la clinique de J.-J. Leroux, ancien doyen de la Faculté de médecine, où elle fut soulagée par des douches d'eaux de Barrèges, que ses facultés ne lui permirent pas de continuer chez elle. Le hasard et un commencement de réputation que M. Nicod s'était acquise dans le quartier qu'habitait cette femme, lui procurèrent sa confiance. Le peu de fortune dont elle jouissait l'obligea à la traiter avec des moyens aussi simples et aussi peu dispendieux que ceux qui réusissaient si bien à la femme Tolleret, dont la maladie lui paraissait alors beaucoup plus grave. Quoique M.me Garb ait pu se procurer un plus grand nombre de bains de siége et qu'elle suivît un régime plus sévère, elle eut presqu'autant d'alternatives de bien et de mal que l'autre malade pendant les quatre premières années de traitement.

Excepté les légères modifications que l'on peut facilement déduire de la différence des tempéramens de ces deux femmes, on peut dire : 1° que leur maladie était de même nature, quoiqu'à des degrés différens; 2° que chez toutes les deux, le premier traitement a duré quatre ans; 3° que pendant un an environ, toutes les deux auraient pu passer pour guéries; 4° que dans l'une et l'autre la révolution qu'occasionne la cessation des menstrues a duré environ un an; 5° que chacune a éprouvé des récidives pendant un an environ; 6° que le dernier traitement a duré encore deux ans pour toutes les deux; mais qu'il a été radical, puisque toutes les deux se portèrent bien dès-lors et qu'elles existent encore aujourd'hui en bonne santé (1).

Si l'on se rappelle que les engorgemens chroniques de l'utérus sont considérés comme incurables par la plupart des médecins, il faut convenir qu'on en trouverait peu aujourd'hui qui puissent fournir les preuves de succès aussi long-temps poursuivis, aussi chèrement achetés et aussi authentiques que ceux que peut citer le D.r Nicod, pour justifier la préférence que lui a donnée Ducamp sur les autres chirurgiens de Paris.

Si M. Dupuytren a été souvent téméraire, quelquefois assez heureux pour porter le fer et le feu avec succès sur l'utérus, combien de victimes n'ont-elles pas payé bien cher l'espérance d'un moment?... Passons à de nouveaux faits plus rassurans.

En 1813, l'épouse d'un marchand vin en gros, mariée depuis plus de trois ans, d'un tempéra-

(1) M. Garb demeure actuellement, rue S.-Benoît, N.° 11.

ment lymphatique, n'avait point eu d'enfant. Ses menstrues, habituellement peu abondantes, s'étaient converties en un écoulement irrégulier, tantôt sanguin, tantôt sanguinolent. On essaya de trop légers moyens pour rappeler les règles, ils ne réussirent pas. M. le professeur Dubois fut appelé en consultation par le médecin ordinaire de la malade; ni l'un ni l'autre ne purent s'assurer de la nature du mal, et leurs meilleurs conseils ne furent pas même suivis par cette malade indocile. Quelques mois après, une réunion de famille apprit à son mari que M. Nicod faisait vivre depuis nombre d'années une femme affectée de cancer de l'utérus (1), cette circonstance le détermina à prier ce nouveau médecin de faire quelques efforts sur l'esprit de son épouse pour la persuader de la nécessité et surtout de l'utilité d'un traitement efficace. Il réussit à la soulager dès les premières semaines; mais elle ne fut guères plus docile à ses ordonnances qu'à celles des deux premiers médecins. Ne voulant pas continuer de la traiter au hasard, il était sur le point de l'abandonner à son malheureux sort, lorsque son mari la força de le mettre à même de bien connaître la nature de sa

(1) Cette malheureuse femme nommé Besse existe encor, rue Sainte-Placide, faubourg Saint-Germain.

maladie. Dès-lors il sut que non-seulement il existait un engorgement chronique de l'utérus en entier, mais qu'une tumeur de la grosseur du petit doigt et de 7 à 8 lignes de longueur, pendait au pourtour du col de la matrice.

Les menstrues étant déjà un peu rétablies, il employa d'abord des injections réfrigérantes, ensuite d'acidulées, et quelquefois des calmantes. Il ne négligea pas non plus les pilules fondantes à l'intérieur, comme elles lui avaient déja réussi chez madame Leroux, à la suite de l'amputation de la mamelle, et des récidives qui eurent lieu à la plaie du sein enlevé, ainsi que dans le mésentère et à l'aîne gauche (1). Enfin, il effraya quand il ne put persuader; il persévéra, comme on le fait toujours quand on veut fortement faire le bien. A la fin, il réussit. La santé se rétablit peu-à-peu, la tumeur diminua insensiblement SANS AUCUNE APPLICATION PARTICULIÈRE, et ce qui prouva mieux que toute autre chose que la métrite chronique fut bien guérie, c'est que, en

(1) Mad. Leroux, ayant subi l'amputation de toute la mamelle droite il y a plus de 22 ans, existe encore à Troyes en Champagne, quoique sa plaie se rouvrît plusieurs fois dans l'année de son opération, qu'elle eût eu un engorgement du mésentère de la grosseur du poing et un autre lymphatique à l'aîne gauche.

1815, madame S. devint enceinte, et se porta très-bien jusqu'au huitième mois, où l'accouchement eut lieu prématurément.

Depuis cette époque, il peut se flatter d'avoir guéri beaucoup d'engorgemens de l'utérus, dont d'autres médecins avaient désespéré.

En 1818, il fit imprimer une *Dissertation* sur le danger de la résection des côtes, dans les maladies cancéreuses, et sur l'impossibilité de guérir l'hydropisie du péricarde par une ponction.

A la même époque parurent, dans le Journal général de Médecine, Chirurgie et Pharmacie, ses *Réflexions* sur l'abus de la ligature de l'artère aorte, par Astley Cooper; ainsi que la description d'une NÉVRALGIE THORACIQUE qui n'avait point encore été décrite, ni signalée aux médecins comme une source de leurs nombreuses erreurs. Sujet qui deviendra bientôt le motif d'un nouveau Mémoire.

Dans la même année, il fit paraître le précis d'une THÉORIE NATURELLE DES FIÈVRES, en s'égayant sur l'abus du mot succès en chirurgie. Cet ouvrage est aussi important qu'il est concis. Il a renversé une partie de la doctrine du professeur Broussais, doctrine qui ne sera jamais complète tant que ce professeur séparera la médecine de la chirurgie.

Ce même ouvrage n'a pas été vanté par des

temporains; mais, il sera aisé de prouver, par les dates, que le docteur Bégin y a puisé le Mémoire qui a remporté le prix de la Société de Médecine de LOUVAIN ; et que M. Boisseau a su aussi en tirer un assez bon parti contre des erreurs de son ancien maître. Quoi qu'il en soit de l'avenir de cet opuscule, il nous sera permis de penser qu'il a été utile à plusieurs médecins, en leur communiquant des idées neuves tirées de la pratique de M. Nicod, idées que ne pouvaient avoir acquises ailleurs, ni M. Bégin, ni M. Boisseau. M. Nicod jouira donc de la plus douce récompense que le cœur d'un homme honnête puisse éprouver, la conviction qu'il a fait du bien, sans vouloir en tirer vanité.

En 1820, il publia, sur la fistule lacrymale, un Mémoire qui contribua à établir la fortune des deux premiers numéros de la Revue médicale, journal qui, dès sa première année d'existence, a suivi la fatale destinée que lui avait assignée un auteur respectable, dans le cas où son rédacteur principal, Rouzet, de Toulouse, dérogerait malheureusement aux principes établis dans le premier prospectus (1).

---

(1) Pour me décider à me charger de la partie chirurgicale DE LA REVUE, M. R... me fit lire une lettre de M. le professeur Delpech qui contenait ce passage remarquable : « Si

Après avoir vérifié, par la pratique la plus heureuse, la plupart des principes établis par Scarpa, sur les maladies des yeux, il réunit dans un cadre méthodique les diverses méthodes de traiter les tumeurs lacrymales, et les fistules qui en sont ordinairement la suite. Il s'attacha surtout à guérir sans opération, non-seulement le premier degré du flux palpébral, comme Scarpa l'a fait et le recommande; mais encore toutes les tumeurs qui n'étaient point compliquées de la carie de l'os unguis ou des autres os voisins, quelle que fût la gravité de la tumeur. Les cures qu'il a obtenues au-delà même des espérances deScarpa (qu'il seplaît à regarder comme son maître dans le sentier de la vérité), font honneur au maître autant qu'à l'élève. Il est avéré que, depuis 1820, époque de la première édition de son Mémoire, M. Nicod a constamment guéri toutes les tumeurs et fistules lacrymales que lui a offertes sa pratique à l'hôpital Beaujon et dans

---

vous voulez vraiment suivre les principes énoncés dans votre prospectus, je vous seconderai de tous mes moyens; et je ne doute pas que ce journal ne puisse devenir très-utile, mais je crains que dans SIX MOIS il ne se traîne dans l'ornière comme plusieurs autres. » Ce journal fut commencé en 1820 par une intrigue MÉRIDIONALE, en 1822 il changea de rédacteur par une intrigue PARISIENNE : ses articles prouvent assez la sagacité du professeur de Montpellier pour le pronostic.

[illegible] jusqu'à ce jour, sans qu'AUCUNE ait exigé l'opération. Ces guérisons seront constatées par une [illegible] édition de son Mémoire, et en attendant par tous les élèves qui ont suivi sa clinique.

Il passerait sous silence tout le perfectionnement qu'il a apporté dans l'opération que réclame la complication de carie des os, si l'auteur qui vient d'ébaucher l'histoire des progrès récens de la chirurgie, n'avait pas oublié d'en faire une mention quelconque. Il nous suffira de faire remarquer ce que Nicod a ajouté à Scarpa, pour rétablir ses droits à la considération des médecins impartiaux.

Scarpa pratiquait son opération en deux temps. Le premier jour, il incisait les tégumens, le sac lacrymal de manière à pouvoir *tamponner* jusqu'à l'os unguis *pendant trois jours*, pour attendre une plus grande facilité de détruire l'os unguis avec son cautère actuel. Puis, le troisième jour, il appliquait ce dernier jusqu'à ce qu'il eût détruit l'os; c'est-à-dire, une ou deux fois.

Nicod, au contraire, incisant d'un seul coup de bistouri les tégumens et les deux parois du sac, l'arrête sur l'os; introduit dans le nez la plaque de Hunter perfectionnée, élargit autant que possible l'incision du sac lacrymal, y introduit l'emporte-pièce de Hunter, qui lui a toujours réussi, et termine l'opération en moins d'une minute avec le cautère et la canule de Scarpa, dont une seule application lui a toujours suffi pour détruire suffisamment les bords de l'ouverture et procurer la guérison parfaite.

Si, d'un côté, on réfléchit à ce que le tampon que Scarpa fait séjourner dans des parties déja enflammées, peut ajouter de douleur à la maladie pendant trois jours; et d'un autre côté, les attouchemens alors nécessaires pour cautériser jusqu'à ce qu'on soit assuré d'avoir détruit l'os unguis et la membrane pituitaire, on n'hésitera pas de convenir que le procédé de Nicod est véritablement un nouveau procédé opératoire, qui mérite bien d'être distingué dans l'histoire complète de la chirurgie française du dix-neuvième siècle, pour laquelle M. le professeur Richerand a déja fait un si généreux effort.

Ce n'est pas la dernière injustice dont M. Nicod aura à se plaindre dans un siècle qualifié par lord Byron : *siècle d'hypocrisie.* Si son bon sens naturel lui valut l'honneur d'être distingué par de vénérables prélats, notamment par l'abbé Bourlier, ancien évêque d'Evreux (1), la franchise de son caractère l'éloigna quelquefois de ses

(1) Ce prélat vénérable autant que spirituel, lui racontait que dans une consultation de plusieurs médecins célèbres on lui avait assigné une maladie pour le traitement de laquelle ils

propres intérêts pour l'identifier avec le bien public. Son Mémoire sur quelques abus de l'hôpital Beaujon en fournit assez de preuves ; entre autres le reproche qu'on lui fit d'avoir donné son suffrage à celui que tous les partis se plaisent maintenant à admirer comme l'orateur le plus éloquent des armées françaises, le général Foy !

Le 4 mai 1819, après avoir lu, à la Société de médecine de Paris, la description d'un fœtus anencéphale, sur le cadavre duquel il fit remarquer une hernie de presque tous les viscères abdominaux sortis par l'ombilic, et y ajouta des réflexions physiologiques qui furent insérées dans le journal de cette Société. Il lui communiqua en même temps l'observation

---

furent unanimement d'accord. Au bout de quelques jours les bons effets des remèdes se faisant trop attendre, les docteurs crurent qu'ils s'étaient trompés sur la nature de la maladie ; ils changèrent aussitôt de remèdes, mais le mal ne céda point. L'embarras devint extrême. On exhorta à la patience, en attendant une crise aussi heureuse que prompte. Le mal se prolongea. Le malade prit patience et guérit. « Le peu d'efficacité des seconds remèdes qu'on regardait comme infaillibles, » lui dit Nicod, aurait dû faire penser à vos médecins qu'ils » s'étaient abusés sur la cause de votre maladie. » — « Je » vois bien, reprit le bon pasteur, qu'EN MÉDECINE COMME » EN THÉOLOGIE, IL N'Y A RIEN DE SI RARE QUE LE BON » SENS.

d'une fracture de l'humérus par l'action musculaire, chez un menuisier occupé à pratiquer un trou dans un mur avec un vilbrequin : ainsi qu'une autre observation non moins intéressante et peut-être unique, de fracture de la clavicule par l'action musculaire, survenue (LA MALADE ÉTANT ASSISE) pendant un violent mouvement du bras en arrière, pour fermer la porte d'une armoire où un chat voleur voulait s'introduire.

Cette observation est devenue d'un prix inestimable, par la facilité avec laquelle la fracture se consolida en quarante jours chez une vieille femme; quoique celle-ci fût réellement infectée du virus vénérien et qu'elle n'en présentait alors aucun symptôme (1). L'année suivante, la même clavicule fut successivement affectée de périostose et de nécrose, qui guérirent néanmoins *pendant que toute la surface antérieure de la poitrine et les deux épaules se couvraient d'ulcères dont la nature* ne fut point douteuse, ni pour nous, ni pour les chirurgiens en chef de l'hôpital des vénériens, où elle finit par mourir. Elle se nommait Thiéry (2).

(1) Voyez l'observation dans l'Annuaire des hôpitaux civils de Paris ; et le Journal général de médecine.

(2) Cette femme habitait Passy, où elle partageait les nom-

Le même jour, il fit remarquer, sur un œil affecté de staphylôme commençant, le passage des vaisseaux sanguins de la conjonctive sur la cornée transparente, phénomène qui s'était déjà présenté trois fois à son observation, et qu'il a revu depuis cette époque.

Quoique plusieurs auteurs nient cette communication que l'on retrouve dans certaines ophthalmies aiguës, ce fait n'en prouve pas moins que l'*étude attentive des phénomènes pathologiques peut contribuer beaucoup à perfectionner les connaissances anatomiques*, puisque la main de l'homme ne peut pas toujours bien séparer les élémens des tissus qui entrent dans la composition des organes, comme le prouvent les erreurs de M. Ribes et de Jourdan (Dict. des scien. méd.)

Le 20 juillet 1819, la même Société le nomma membre résidant à l'unanimité, excepté *une*

breux bienfaits de mesdames Delessert ; bienfaits qui l'engagèrent à vouloir sortir un peu trop tôt de l'hôpital Beaujon, et à savonner son linge deux jours après en être sortie. Cette fatigue détermina sans doute le ramollissement du *calus* en enflammant le périoste au point de produire de la suppuration entre lui et la clavicule qui s'exfolia assez heureusement *dans l'étendue de* 8 *à* 9 *lignes*, pour fournir ensuite une cicatrice solide et parfaite.

seule voix. Bientôt il y fit la lecture d'un mémoire sur la différence des signes et des symptômes des maladies. En 1822, il lui communiqua l'observation d'un cancer aigu, qui s'était développé chez un vieillard, 1.° sur la peau au-dessous de la clavicule gauche; 2.° dans la mamelle; 3.° dans la jambe, la cuisse et l'aîne du même côté successivement, et qui s'était terminé par la mort EN MOINS DE QUARANTE JOURS!

La première fois qu'il eut l'honneur d'adresser un petit discours aux élèves des hôpitaux (en 1815), il y inséra quelques vérités qu'on ne saurait trop leur répéter, telles que les suivantes : la première qualité du médecin est d'être honnête homme; 2° avant d'étudier un auteur, il est très-avantageux d'en avoir étudié les mœurs et le caractère, afin d'apprécier mieux le degré de confiance que méritent ses observations; 3° les concours publics font naître l'émulation et le talent qui en est la suite. La faveur tue l'une et l'autre. Mais il y inséra malheureusement cette grande vérité; qu'il n'y a sur la terre aucune puissance qui soit infaillible. Pouvait-il croire qu'en 1825, un homme qui fait marchandise de dévotion, viendrait prétendre qu'il a eu l'intention d'accuser sa sainteté le Pape, comme si le Pape n'était pas un souverain terrestre, et par conséquent sujet à l'erreur, aux faiblesses humaines, comme les autres hommes; par conséquent, aussi pardonnable. Mais qu'un administrateur qui a besoin d'un espion pour mieux diriger à son gré l'intérieur d'un hôpital, en fasse sortir un chef qui lui déplaît, pour y conserver celui dont il refuse d'éclairer la conduite à ville, c'était une chose réservée à un ministère à jamais détesté.... L'hypocrisie organisée en système s'introduit dans les conseils des Rois pour leur ravir le pouvoir, mais son triomphe est passé. Il faut que le roi de France entende la voix de la vérité, puisqu'il a voulu qu'elle éclaire son avénement. La vérité seule peut raffermir les trônes ébranlés dans leurs fondemens, dans tout pays qui jouit des bienfaits d'un gouvernement constitutionnel. La religion est le plus puissant lien des peuples avec leurs Rois; mais il n'y a plus de religion, là où un pouvoir terrestre veut s'élever au-dessus de toutes les lois humaines. Que pourra penser M. Nicod de la religion de ceux qui l'ont forcé par leurs procédés iniques, de donner sa démission de chirurgien en chef de l'hôpital Beaujon, après quinze ans de services honorables! pour maintenir, contre toutes les convenances sociales, un petit hypocrite sur qui pèsent les faits les plus coupables. Si ce même Thomas, qui injuria son chef, qui eut des intelligences coupables avec la portière, n'est pas expulsé de l'hôpital Beaujon avant la fin de l'année, il ne sera plus possible de croire à la religion d'un gouvernement comme le nôtre.

Monseigneur le Dauphin, en sa qualité de président de la Société des prisons et des hospices, reçoit, le 25 juillet 1825, un mémoire sur des abus les plus révoltans. Le Roi accueille une demande juste que lui adresse un de ses sujets le plus dévoués ; il donne l'ordre au ministre de sa maison de transmettre la demande au ministre de l'intérieur, et celui-ci n'accorde pas même une simple audience au chirurgien ordinaire du Roi.

Sur ces entrefaites, Pelletier de R.., conserve Thomas à l'hôpital Beaujon, souffre au nouveau chirurgien en chef et au médecin les inexactitudes qu'il exagérait pour Nicod ; et pendant qu'un des siens cherche à attirer Nicod dans un guet-apens, on lui laisse toucher ses appointemens chez le Roi !... Sont-ce là des moyens de rappeler à la religion de Rome? non. C'est faire injure au pape, que de croire qu'il favorise l'esprit jésuitique.

Le mémoire de Nicod sur quelques abus des hôpitaux civils de Paris, se lie, par son objet, à l'histoire du règne de Charles X. S'il laisse quelque chose à désirer sous le rapport des

lorsqu'il prouve du moins que la corruption n'a point encore atteint également toutes les classes de la société, comme notre honorable magistrature vient d'en donner l'exemple!

M. Nicod ayant été déplacé de l'hôpital Beaujon par la plus grande injustice, n'avait souscrit à son éloignement que pour donner à l'administration le temps de réparer sa faute. Celle-ci a bien eu le temps et les occasions de la réparer; mais la Congrégation ne l'a pas voulu! Serait-il resté dans un poste avilissant, où l'administrateur Desportes lui refusa pendant un mois une simple chambre pour s'y reposer après une si longue course, et porta la persécution jusqu'à défendre aux sœurs hospitalières d'y faire les pansemens des derniers élèves, pour assujettir M. Nicod à les faire lui-même? Ce raffinement de vexations pouvait-il inspirer autre chose que du mépris?

Le court séjour qu'il fit à l'hospice des hommes incurables, ne sera pas sans fruit pour la science comme pour l'administration. Il y rencontra un second exemple de cancer aigu développé sur la lèvre supérieure, en deux tumeurs distinctes de chaque côté de la face. Elles fournirent des hémorrhagies légères, accompagnées de fièvre et de progrès si rapides dans le développement de l'engorgement inflammatoire de cette espèce de fongus *hématodes*, que le malade mourut le quarante-cinquième jour de l'invasion de la maladie.

Il y observa aussi une double fracture du fémur, traitée par M. Dupuytren, sur un homme âgé de 50 ans, qui ne s'étant point consolidée sur les *plans inclinés* que ce professeur a si longtemps préconisés, se trouve courbée de la manière la plus curieuse à voir. Le fragment inférieur était si fort rapproché de la peau de l'aîne, que M. Nicod fut obligé de la faire couvrir de cérat, pour en prévenir l'excoriation par la pression du fragment inférieur.

L'administration qui, jusqu'à sa dernière année à l'hôpital Beaujon, avait refusé de lui accorder des instrumens et *même une sonde d'argent pour les besoins les plus urgens, y laisse rouiller inutilement, depuis* 1814, DEUX CAISSES D'INSTRUMENS A AMPUTATIONS, dans un hospice d'incurables.

M. Nicod ne pouvant pas rester plus longtemps dans une maison où son cœur droit aurait eu trop à souffrir et son talent trop de fautes à redresser, abandonna aux pauvres de l'arrondissement les appointemens de cette maison et donna sa démission, pour composer un Traité complet de chirurgie.

FIN.

ABRÉGÉ

DE L'HISTOIRE DE LA CAUTÉRISATION

DE L'URÈTRE EN FRANCE,

AVANT DUCAMP.

CHAPITRE PREMIER.

« La science qui instruit, et la médecine qui guérit, sont fort bonnes sans doute; mais la science qui trompe et la médecine qui tue, sont mauvaises. Apprenons donc à les distinguer ».

J.-J. Rousseau.

Sprengel pensait que l'esprit humain ne fit jamais de progrès plus rapides et plus brillans que dans le seizième siècle, mais que jamais aussi on ne vit les restes des préjugés et de l'ancienne barbarie s'élever avec plus de fureur contre la véritable science, et pour le dire en un mot, les lumières de la raison être plus vivement aux prises avec les ténèbres de l'ignorance. Il fait remarquer avec raison que les Papes de ce période servirent de modèle aux princes dans la protection qu'ils accordèrent aux sciences et aux lettres. Il rend hommage à Paul III, fondateur de la maison de Farnèse et à Alexandre Farnèse, son neveu, qui furent ceux qui acquirent le plus de droits à la reconnaissance des littérateurs et des philosophes. Comment en serait-il autrement aujourd'hui, que la civilisation fait des progrès si rapides dans toutes les parties du monde?

La nécessité bien sentie par tous les hommes purs et instruits de faire le bien à son semblable pour se procurer des jouissances douces, a imprimé à tout honnête homme les sentimens de l'Évangile; ainsi, le Pape d'aujourd'hui, comme tous ceux à venir, s'empresseront de réprouver cette congrégation qui prétend faire marchandise de dévotion, quoique celle-ci doive conserver toute la pureté qui la rapproche de sa divine origine.

La France possède un Archevêque vertueux; un Roi qui a juré sur l'autel sacré de maintenir les institutions que Louis XVIII nous avait données; un Dauphin, dont la vertu guerrière ne semble avoir abandonné l'Espagne à l'anarchie honteuse qui l'avilit aujourd'hui aux yeux des nations, que pour en garantir sa terre natale!

La liberté de la presse (dans le degré de démoralisation où vient de nous plonger un nouveau Mazarin) est désormais le plus puissant et certes le plus doux moyen de ramener tous les Français, je dirai plus, toutes les nations au plus pur christianisme. Ce précieux trésor que la calomnie nous avait enlevé et que Charles X nous a rendu si à propos, n'abandonnera plus la France. N'étend-il pas déjà ses filets régénérateurs en Belgique, en Bavière, à Naples, en Suède et jusqu'en Hongrie !

Comment, avec de tels élémens de prospérité et de morale, n'arriverait-on pas à neutraliser, disons mieux, à anéantir tous les obstacles qu'un grand-maître de l'Université voudrait apporter aux progrès des lumières auxquelles il dût cependant son illustration. Faut-il donc que tout, en France, soit dévoué à la fameuse congrégation pour obtenir la moindre place, la moindre faveur de l'Université? Non, l'opinion publique fera justice de cette prétention aujourd'hui ridicule, pour ne rien dire de plus. Un docteur pourra professer une science utile, toutes les fois qu'il en aura acquis une connaissance suffisante.

La loi ne défend que les rassemblemens de vingt personnes ; ainsi, un docteur en chirurgie comme un docteur en droit ou en médecine, pourra faire, chez lui ou ailleurs, un cours sur les maladies des organes urinaires ou tout autre partie de la médecine, en restreignant à vingt le nombre de ses élèves, sans que Monseigneur le grand maître de l'Université ait le droit de l'en empêcher.

Puisque j'ai fait des cours d'anatomie et de chirurgie en 1812, 1813 et 1814, des cours d'opérations et de clinique chirurgicale pendant quinze ans à l'hôpital Beaujon, j'avais certainement plus de droits à professer que plusieurs aggrégés de la Faculté de Médecine de Paris, et à plus forte raison que les docteurs *Colomb*, *Dufrenois*, *Riory* et *Maygrier*, qui ne sont pas plus aggrégés que moi. Du moins, ce dernier méritait-il cette faveur du conseil de l'Université par l'ancienneté de ses services dans l'enseignement pratique des accouchemens. Et moi aussi, ne suis-je pas devenu un vétéran dans la pratique de la chirurgie, particulièrement dans le traitement des maladies des voies urinaires? Puisque je puis offrir au public un plus grand nombre de guérisons avérées sur cette partie, que n'en pourraient prouver tous les professeurs de l'École réunis.

En attendant que le conseil de l'Université soit consulté de nouveau par le grand maître de l'instruction publique sur l'aptitude que j'ai pour enseigner, fort de la nomination de Ducamp, je vais prouver que l'École de Paris est extrêmement nuisible à l'humanité par l'obstination qu'elle met à repousser, sans la connaître, une méthode qui n'a d'autre tort que celui de ne pas avoir pris naissance dans son sein.

Après avoir lu attentivement le mémoire dangereux de M. Lallemand, professeur de la Faculté de Montpellier, je fus si pénétré du mal qu'il pouvait faire par sa grande publicité, que je crus, en conscience, qu'il était de mon devoir de solliciter la charge de faire un cours public sur les avantages de la méthode de Ducamp. A cet effet, j'adressai au grand-maître de l'instruction publique la lettre suivante, sous la date du 21 janvier 1825.

Monseigneur,

« J'ai l'honneur de vous exposer, qu'ayant été désigné dans le testament de feu le docteur Ducamp pour son successeur, comme étant à ses yeux « le plus apte à le remplacer dans la pratique et l'emploi journalier de ses instrumens, » je me suis effectivement consacré depuis plus de deux ans à l'étude spéciale et au traitement des maladies des voies urinaires.

» Que d'une part, ayant été à même d'opérer plus de 150 guérisons par l'heureuse application de la découverte qui fait la gloire de cet auteur, et de l'autre, ayant sous les yeux les ouvrages de quelques médecins qui, en traitant cette matière, révèlent, à leur insu, les erreurs dans lesquelles ils sont tombés (erreurs d'autant plus funestes qu'ils semblent se les dissimuler à eux-mêmes), j'ai dû voir avec peine que la méthode dite *par cautérisation*, compromise entre des mains inhabiles et peu expérimentées était déjà devenue plus nuisible qu'utile à la société.

» Considérant, Monseigneur, qu'il était de mon devoir et qu'il m'appartient plus qu'à personne de remédier, autant qu'il est en moi, à cet état de choses, j'ai pensé qu'au moment où je livre à la presse mon recueil d'observations tirées de ma pratique particulière, il serait à propos, afin de faire concourir le précepte à l'exemple, de m'accorder le droit de faire un cours public sur la méthode de Ducamp, augmenté de tout ce que mon expérience m'avait appris avant et après sa mort. A cet effet, j'ai l'honneur de vous supplier, Monseigneur, qu'il vous plaise m'accorder l'autorisation de faire un cours public sur les maladies des voies urinaires. L'intérêt de la science, l'intérêt plus précieux de l'humanité, me font espérer que vous daignerez accueillir la demande de celui qui est,

Monseigneur,

de Votre Excellence.

le très-dévoué et respectueux serviteur,

NICOD.

Quoique j'eusse pris la précaution d'envoyer les affiches des Cours que j'avais faits précédemment, ainsi que les premières feuilles de mon ouvrage imprimé, Monseigneur le grand-maître me fit adresser la réponse suivante.

Monsieur,

» J'ai l'honneur de vous informer que le Conseil royal de l'instruction publique, dans sa séance du 19 février dernier, après avoir examiné votre demande tendant à obtenir l'autorisation de faire des cours particuliers, a décidé, d'après les dispositions de l'art. 4 de l'ordonnance royale du 2 février 1823, qu'il n'y avait pas lieu à vous accorder l'autorisation que vous sollicitez, attendu que vous n'êtes pas agrégé près les Facultés de médecine de Paris.

J'ai l'honneur d'être, etc.,

R..

Les faveurs accordées aux médecins que je viens de désigner prouvent mieux que tout ce que je pourrais ajouter : Que *tout n'est que déception sous un ministère aveuglé sur les véritables besoins des peuples !* Un ministère qui semble avoir oublié que la morale doit venir d'en haut, et que plus on est élevé dans la hiérarchie des dignités, et plus on doit à ses inférieurs les exemples de vertu et de morale ! Que c'est sans doute les crimes des Papes qui ont démoralisé les Rois ! Que les souverains qui violent leur serment de la veille, comme le faisait BONAPARTE après ses traités de paix ; que les princes qui n'emploient pas tout leur crédit, à empêcher la violation de la Charte, qu'ils ont jurée comme le Roi, sans y être forcés : que *tous les grands dignitaires*, dis-je, *qui trahissent leurs sermens, sont les vraies causes de la démoralisation des peuples*, sans en exclure cependant la part réservée à cette oisiveté cultivée avec tant de scandale dans les pays souillés encore par les couvens de moines.

Laissons-là ces tristes réflexions du moment pour ne nous occuper que de la véritable science médicale, dont les malheureuses vissicitudes ne sont pourtant pas aussi étrangères à la marche des Gouvernemens qu'on peut le penser encore aujourd'hui en France. (*Voy. Hist. sur la Mort* de Royer-Collard, professeur à l'École de Médecine de Paris. 1825).

En effet, si l'on se reporte au commencement du dix-septième siècle, on voit un de ces génies puissans qui semblent faire oublier tout ce qui les a précédés, pour developper aux yeux d'une génération entière tout l'ensemble de la science sur laquelle ils fixent leur attention. Ambroise Paré, avec un esprit supérieur et une grande droiture d'ame, éclipse dans son art tout ce qui l'avait précédé, en portant sur la Chirurgie le [illegible] de la vérité. Avant de raconter en détail toutes les obligations que nous lui devons, l'intérêt du moment, qui touche de si près l'humanité souffrante, nous porte à établir d'abord ce que possédaient de mieux les chirurgiens modernes sur le genre de maladie qui nous occupe, lorsqu'apparut le Traité de Théodore Ducamp sur les rétentions d'urine.

SECTION PREMIÈRE.

École de PARIS, *de* MONTPELLIER, *de* STRASBOURG.

Afin de mieux fixer tout ce que le dix-neuvième siècle devra de reconnaissance et d'honneur à la mémoire de Ducamp, il nous suffira de faire la revue de tous les auteurs qui ont écrit sur la même matière et de leurs différentes opinions sur les moyens curatifs, employés tour-à-tour, conseillés, recommandés, proscrits, repris, abandonnés, oubliés ou méconnus. Telle est la tâche que semble m'avoir imposée Ducamp lui-même ; heureux si l'Institut me juge également digne d'une si honorable confiance !

§ I.

Au premier aspect, l'École de Paris présente un bien singulier contraste ! Le professeur qui a le plus rectifié les connaissances chirurgicales que nous avions acquises dans les armées et à la Faculté de médecine de Besançon, le chirurgien qui, après Dessault, a le plus contribué à conserver les trésors de l'ANCIENNE ACADÉMIE DE CHIRURGIE, M. le baron Boyer, enfin, dont les nombreux élèves, répandus dans la plus grande partie du monde, a fait imprimer le neuvième volume de son Traité de Chirurgie en 1824, sans faire aucune mention de la méthode de Ducamp, signalée à l'attention et à l'admiration des savans avec autant de clarté que de justesse, deux ans auparavant, par M. le baron Percy, professeur de la même Faculté, et l'un des membres les plus distingués de l'Institut.

Cette juste prévention, d'une expérience consommée dans la pratique d'un art si difficile contre les innovations des jeunes auteurs, devait-elle dépasser l'instant où la tombe sert de bornes à toutes les rivalités, comme à toutes les ambitions ? Nous était-il réservé par la providence, cet honneur si doux de persuader un maître *que les meilleurs principes qu'il nous donna ont pu se fortifier et s'étendre par les impulsions de l'amitié, au-delà de toutes les espérances du maître?* Oui, l'estime dont il nous honora pendant presque un quart de siècle nous fait espérer : que PLUS CONFIANT DANS NOS ÉCRITS, il réparera bientôt en notre faveur le tort qu'il eut envers Ducamp. Une nouvelle édition du *Traité des maladies chirurgicales* réparera cet oubli.

§ II.

La Nosographie chirurgicale de M. le professeur Richerand, incomplète sous beaucoup de rapports, l'est encore davantage sous celui qui concerne les rétrécissemens de l'urètre et les moyens de les guérir. Il prétend (tom. III, p. 488, 3.ᵉ édit.) « qu'on a vu par l'*ouverture des cadavres*, que *ces empêchemens au cours des urines* étaient dus *à l'épaississement de la membrane du canal.* »

Cette proposition est généralement vraie, mais elle ne l'est pas aussi souvent qu'il paraît le croire lorsqu'il ajoute : « On n'a presque jamais trouvé *ces brides et ces carnosités que les anciens* ACCUSAIENT SI FRÉQUEMMENT, ET DONT LA DESTRUCTION LEUR PARAISSAIT SI ESSENTIELLE A LA CURATION DE LA MALADIE (*V.* t. II, ch. VI. *Polypes de l'urètre*).

Cette erreur n'est pas particulière à M. R...... il la partage avec M. Boyer, qui fut son maître et le mien. Comme lui, j'ai partagé ses erreurs jusqu'à ce que la pratique m'ait appris à m'en défier. Mais c'est uniquement à la belle découverte de Ducamp, que je dois l'honneur de parler aujourd'hui avec tant d'assurance. C'est du moment où je commençai à rapporter divers filamens membraneux incrustés dans cette sonde merveilleuse (si difficile à étudier pour ne pas commettre des méprises graves). V. obs. 19.°, 28.°, 32.°, et celles de Paillot, bandagiste; Latour, officier en retraite; Pichar, domestique, etc. C'est à cette époque, dis-je, que je commençai aussi à croire à l'existence des brides dans l'urètre. Le vaisseau sanguin que contiennent celles qui n'ont que l'épaisseur d'un crin de cheval ou d'un gros cheveu, ne servit pas peu à ébranler mes doutes; je cherchai à mon tour dans les cadavres.

J'y trouvai, en présence de plusieurs élèves de l'hôpital Beaujon, tous aujourd'hui docteurs en médecine, entr'autres, MM. Martinet, Boucher, Vinardou, Salé, DEUX BRIDES BLANCHATRES analogues à celles qu'on rencontre dans les hernies anciennes, et comme j'en vis *une fois qui ressemblaient aux plus belles que Scarpa fit si bien graver*. L'une d'elles n'avait qu'un quart de ligne de largeur et était aussi mince que du papier de soie. La seconde, un peu plus épaisse, avait deux lignes de largeur : toutes deux avaient de douze à quinze lignes de longueur, s'implantaient au côté droit du col de la vessie et se dirigeaient obliquement dans l'urètre, sur sa face inférieure, de manière à s'attacher au côté gauche de ce canal. Une particularité qui me frappa beaucoup et que je fis remarquer, c'est qu'elles étaient exactement parallèles, mais distinctement séparées dans toute leur longueur.

Ce malade avait été apporté à l'hôpital dans un état d'assoupissement profond qui le fit placer dans les salles du médecin, où il mourut dans la même journée. Les élèves qui en firent l'autopsie ayant reconnu qu'il existait une fausse route sur l'un des côtés de ces brides, me firent appeler pour la constater. Je reconnus aussitôt tout ce que je viens d'énoncer, et découvris de plus une seconde fausse route du côté opposé à la première. Je leur rendis évident que le médecin qui avait cherché à pénétrer dans la vessie, la veille (1), avait laissé dévier sa sonde par la résistance que lui opposa la bride principale, et que dès-lors les parois de l'urètre avaient cédé au moindre effort. De-là, je fis ressortir le principe de se servir d'une sonde métallique avec le plus grand soin, *de ne pas laisser à sa pointe la facilité de quitter la ligne médiane du corps, et de bien fixer le pavillon de la sonde entre les doigts, à l'aide des anneaux dont il est garni.*

(1) Je dis la veille, parce que la perforation était encore teinte de sang, dans toute sa profondeur, qui était d'un pouce au moins, et que rien n'annonçait qu'elle eût eu le temps de s'enflammer, si ce n'est au premier degré, *adhésif*. Toutes les démarches de M. Vihardou pour me procurer d'autres détails des médecins qui avaient sondé, furent inutiles.

Ce principe sera développé avec toutes ses conséquences dans mon Mémoire sur les fausses routes. (*V.* tom. II, Ch. VII.)

Quoique peu de temps après la mort de Ducamp, j'eusse rencontré *de vraies brides*, je ne les qualifiai ainsi qu'avec beaucoup de réserve; je me contentai d'abord de les bien décrire, afin de pouvoir les comparer avec celles que je pourrais rencontrer dans la suite (Voy. 28.ᵉ obs.) (1). Si je les trouvais rares dans la première année, c'est que l'expérience n'avait pas encore appris tous les avantages du porte-caustique de Ducamp, tel qu'il venait de le perfectionner.

Ce qui m'excuse encore, sous ce rapport, aux yeux du lecteur, c'est que Ducamp lui-même n'en rapporte pas de nouveaux exemples dans la deuxième édition de son ouvrage : probablement parce que sa pratique ne lui avait pas fourni ces cas remarquables de brides susceptibles d'être extraites par son instrument. Il est aussi vrai de dire que du moment où les empreintes m'ont appris à ne plus douter de l'existence de ces bri-

(1) Cette réserve me fut inspirée par une découverte qui m'a été très-utile, puisqu'elle a beaucoup augmenté mon amour pour les anciens. Elle deviendra ainsi utile à tous ceux qui ont le désir d'aggrandir de tous leurs moyens le domaine de la science qu'ils cultivent.

jusqu'à ne pas les confondre avec des escarrhes, j'ai pu les saisir presqu'à volonté, de manière à annoncer leur extraction avant de retirer l'instrument de l'urètre. Dès-lors elles m'ont paru de plus en plus fréquentes par la raison bien simple que j'ai trouvé par-là le moyen de voir moi-même un bien plus grand nombre d'escarrhes, d'en apprécier mieux la texture et les différentes formes suivant que la cautérisation a été pratiquée pour un simple engorgement chronique de la membrane muqueuse, ou pour une bride, ou encore pour une excroissance, ou carnosité comme le disait, avec tant de raison, l'immortel Ambroise Paré. Si les nombreux exemples de carnosités que mon ouvrage fera connaître, ne suffisaient pas pour changer l'opinion de l'école actuelle, il me restera la ressource de donner à ses professeurs la conviction de la vérité par des opérations faites sous leur yeux. Car, à quelle déception ne doit-on pas s'attendre, lorsqu'on sait que *Théodore* Ducamp ne fut pas plus que moi membre de la Faculté de médecine, ni de l'Académie; que *Théodore* Mayerne, ayant été assez heureux pour soulager notre bon Henri d'une difficulté d'uriner causée par un rétrécissement de l'urètre, avec un stilet de jonc, *pinguente scirpo*, et l'usage prolongé des bougies, fut dans la même année 1603, censuré par la Faculté de médecine de Paris et déclaré indigne d'exercer la médecine, *propter temeritatem, impudentiam et ignorantiam.*

Ce qui, depuis Molière, nous a paru bien ridicule, serait bien encore dans les vœux de certaine congrégation. Voici un fait qui le prouvera en peu de mots.

Au mois de juillet dernier, deux jours après que Monseigneur le Dauphin eût reçu mon Mémoire sur les abus de l'hôpital Beaujon, je le fis distribuer aux habitans de mon quartier. Dirai-je que ce fût un médecin renommé qui osa assurer S. A. S. le prince de Talleyrand que j'avais eu grand tort de le faire imprimer! Que j'avais affaire à des *gens puissans* qui allaient demander ma destitution au Roi, mon éloignement de Paris, mon interdiction comme médecin. Oui! c'était M. A... qui osait ainsi proclamer l'ignominie de son confrère parce que celui-ci avait fait abnégation de soi-même pour le bien public!

Il fallut que M. A... mît dans son discours bien de la persuasion, et l'air de la conviction, pour que S. A. S. le prince de Talleyrand s'y laissât prendre, et qu'il ait cru necessaire de me signaler mes ennemis en m'envoyant son secrétaire pour me préparer à parer leurs coups. « Quand on a sa conscience pour soi, on est bien fort, lui dis-je. J'ai placé toute ma confiance dans LE VER-

monsieur Dauphin ; il la mérite. Il a vu l'Espagne, que nous faut-il de plus? » Un roi qui sache faire exécuter ses sermens, n'avons-nous pas Charles X? Je fis distribuer mon Mémoire aux membres de l'Académie, pour y être jugé avec connaissance de cause. Dès-lors je fus tranquille. Je continuai à recevoir chez le Roi les honneurs et les appointemens attachés à ma place, et j'attends patiemment le renvoi de M. de Corbière pour obtenir plus de justice d'un ministère qui ne sera pas le servile serviteur de la congrégation, qui donnera l'exemple de la religion, du serment, et qui, comme moi, dégagé de toute restriction mentale, osera dire au Roi : Point de congrégation! Pour régner, renvoyons les jésuites! Ils sont aussi opposés à la Charte que vous avez jurée qu'à l'indépendance des trônes.

§ III.

M. le professeur Richerand dit que, de quelqu'importance que puissent être les notions pathologiques relatives à la cause des rétrécissemens de l'urètre, il est plus important de déterminer quelle est la méthode préférable dans le traitement d'une maladie si fâcheuse. Il voudrait établir qu'en cette matière les progrès récens consistent moins dans l'invention de moyens nouveaux, que dans l'application rationnelle des moyens connus. En imputant à Desault d'avoir mis à la mode les bougies et les sondes de gomme élastique, il se hâte d'annoncer qu'on en découvrit bientôt les graves inconvénens, qu'il ne rapporte qu'à la manière d'agir mécaniquement et par une simple compression à la manière de tous les corps dilatans, sans faire la part qui appartient si souvent à la mauvaise fabrication, et surtout à la maladresse de la main inhabile qui les dirige. Il généralise les mauvais effets de leur séjour continuel dans l'urètre et dans la vessie; dit qu'elles deviennent insupportables, causent de la fièvre, le catarrhe vésical ou même la mort, par la perforation des parois de la vessie, que perce à la longue l'extrémité de la sonde la plus obtuse, agissant toujours contre le même point des parois d'une poche irritable et contractile. Il n'est pas plus attentif à indiquer les moyens de les rendre tolérables, ni de détruire la complication qui est si souvent la vraie cause de leur inefficacité. Cette méthode n'est donc pas préférable.

D'un autre côté, il a raison d'accorder la préférence aux bougies emplastiques, avec lesquelles il est impossible de déchirer le canal au point de former une fausse route, comme le professeur [illegible] paraît s'en accuser avec ingénuité, quoique nous ne puissions pas supposer qu'il ait voulu introduire ces bougies sans les courber préalablement.

Mais combien M. le professeur Richerand n'expose-t-il pas ses élèves à faire des fausses routes, lorsqu'il leur recommande de donner aux parois de la sonde d'argent, beaucoup d'épaisseur, et d'y adapter un stylet assez gros pour donner à son bec plus de solidité, afin de surmonter les résistances qu'opposent les rétrécissemens de l'urètre, et d'employer, pour les franchir, un certain degré de force, quoiqu'il semble qu'on déchire un tissu d'une *certaine consistance*, tel que serait *celui du foie* ou de la rate. Nous pensons que ce serait s'exposer à une illusion fâcheuse, et à approfondir la fausse route qu'on aurait malheureusement commencée. Au reste, cet accident ne paraît pas intimider M. Richerand, puisqu'il approuve l'usage d'une sonde conique pour se frayer un passage plus facile à travers les callosités, au risque de percer la prostate, pourvu qu'on pénètre dans la vessie, même par une autre voie que son orifice. Il regarde cette manière d'agir comme moins grave que la ponction de la vessie, soit au-dessus, soit au-dessous du pubis. Néanmoins on peut affirmer qu'elle expose également à l'infiltration urineuse, et qu'elle ne remédie pas mieux à enlever les obstacles de l'urètre, puisque nous avons vu à l'hôpital de la Charité une pareille perforation, pratiquée par la main la plus habile, s'éloigner de l'urètre dans un trajet de trois à quatre pouces dont le centre en était à quatre lignes de distance; mais, à la vérité, le malade mourut neuf jours après.

M. le professeur Richerand ne nous paraît pas mériter plus de confiance lorsqu'il établit les propositions suivantes. « L'emploi des caustiques, celui des bougies emplastiques et médicamenteuses sont aujourd'hui absolument abandonnés par les chirurgiens *éclairés.* » Nous pensons qu'il eût mieux fait de dire : par les chirurgiens *qui veulent rester dans les ténèbres, malgré le progrès des lumières*, et les faits que nous produisons en faveur de l'opinion de cet Ambroise Paré, qui avait déjà porté si loin les progrès de la chirurgie. La désuétude dans laquelle tombèrent ses procédés (si ingénieux pour le tems où il vivait), ne s'expliquerait-elle pas par la comparaison de la funeste opposition que la méthode de Ducamp a rencontrée jusqu'à présent dans l'école de Paris, avec celle qu'a éprouvée la méthode de Paré, de la part de ceux qui trouvèrent plus facile de le critiquer que de l'imiter. En effet, aucun des professeurs de notre école ne l'ont encore apprise ni confirmée par des succès ; toutefois qu'il me soit permis d'en excepter l'illustre Béclard, dont je me plairai toujours à proclamer les succès en temps et lieu, parce qu'il avait adopté la méthode de Ducamp, de bonne foi, et que sa probité bien connue méritait la confiance publique, comme ses savantes leçons lui valurent l'amour de ses élèves.

Malheureusement je ne puis en dire autant de M. le professeur Dupuytren. Ses essais dans la pratique de la méthode de Ducamp, n'ont pas été beaucoup plus heureux que les perfectionnemens que sa manie de tout changer lui a fait apporter dans une première modification du porte-caustique. Quand il eut appris que je commençais à répondre à la confiance de Ducamp, M. Dupuytren voulut aller plus vîte en besogne que moi, et commanda un cylindre qu'il prétendait rendre plus parfait en le faisant percer dans toute sa circonférence d'une multitude de petits trous dans l'étendue de six lignes! Cette disposition devait en effet procurer le GRAND AVANTAGE *de répandre le caustique également et en même temps sur* TOUTE LA CIRCONFÉRENCE *du canal*; inconvénient que l'inventeur *Ducamp s'était appliqué à éloigner autant que possible.* Entr'autres difficultés que le fabriquant de Ducamp trouva à exécuter cette singulière conception de M. Dupuytren, il y en trouva une à laquelle le professeur n'avait pas songé. Aussi faillit-elle faire perdre la vue au fabricant, lorsqu'il voulut remplir ce cylindre de nitrate d'argent fondu ! Dès-lors il refusa de compléter l'instrument; et le chef-d'œuvre de M. Dupuytren ne fut jamais achevé.

Cette défaite ne découragea pas M. D...., heureusement organisé de manière à ne compter pour rien les souffrances du malade, tant qu'elles peuvent illustrer le Chirurgien. Il fit confectionner une sonde d'argent percée comme autrefois à ses deux extrémités, et à travers laquelle il porte le cylindre de Ducamp, avec un stilet d'argent assez rude pour qu'il puisse l'enfoncer de force dans le rétrécissement, quand il est assez heureux pour ne pas faire une fausse route. Pour cela M. D.... a le soin de choisir les malades qu'il soumet à la cautérisation, et il a sans doute de bonnes raisons d'en agir ainsi.

Les élèves de M. D.... qui ordinairement écrivent pour faire l'apologie de leur maître, n'ont certainement pas exagéré sa science, quand ils ont osé soutenir dans un concours public que la cautérisation de l'urètre ne devait pas être pratiquée au-delà des pubis, comme si leur insuccès et leur peu de dextérité eussent dû servir de règle à ceux qui, ne tenant aucun compte de la vanité de M. D...., ne prennent pour guide que les lois de leur conscience et l'intérêt de l'humanité. C'est ainsi, par exemple, que nous avons été porté successivement à cautériser dans toutes les parties de l'urètre et même sur le col de la vessie, et qu'il nous est déjà arrivé de faire plus de cinq cents cautérisations au-delà de la courbure de l'urètre, sans avoir perdu un seul malade. Seulement DEUX SUR CENT ont eu des accès de fièvre qui paraissaient résulter de l'irritation causée par le caustique. Ainsi, puisque l'auteur du Traité complet de chirurgie affirme que la plupart des obstacles au cours de l'urine sont situés au-delà de la courbure de l'urètre ; que cette assertion vraie est d'ailleurs fortifiée par le témoignage du plus grand nombre des auteurs qui ont écrit sur cette matière en praticiens, et par la plupart des cures que j'ai faites jusqu'à ce jour, ne suis-je pas en droit d'en conclure : 1.° que l'École de Paris persiste dans une erreur funeste à l'humanité ; 2.° que si M. D.... a regardé jusqu'à présent comme mauvaise, la cautérisation au-delà de la courbure de l'urètre, c'est qu'il n'a pas su l'y appliquer convenablement, ni aussi bien que moi ; 3.° Enfin, que M. le grand-maître de l'université a desservi l'humanité souffrante, en ne jouissant pas de sa prérogative pour m'accorder le droit de faire un cours public, qui eût déjà fait tant de bien avant la propagation de mon ouvrage. Ce refus est devenu pour moi un nouveau motif de réfuter par écrit les erreurs du professeur Lallemand.

ÉCOLE DE MONTPELLIER.

§ IV.

Comme M. Lallemand est le principal auteur Français qui ait écrit sur la méthode de Ducamp, nous commencerons par donner l'analyse de ses observations sur les maladies des organes génito-urinaires.

Après avoir reconnu avec tous les bons esprits que l'ouvrage de Ducamp avait été conçu sur un plan méthodique ; qu'il était écrit avec précision ; était plein de raisonnemens lumineux, de démonstrations presque mathématiques et de faits concluans ; il accuse avec raison les praticiens routiniers de s'être opposés à sa méthode sans examen, et reproche à d'autres de l'avoir abandonnée après l'avoir adoptée avec confiance ; ensorte qu'elle est bien loin de jouir aujourd'hui de tout le succès que semblait lui promettre l'ouvrage séduisant dans lequel elle est exposée. Avant d'examiner jusqu'à quel point ce jugement de M. Lallemand est fondé, examinons d'abord les droits qu'il s'est at-

[illegible] si légèrement de vouloir, dès ses premiers pas dans la pratique d'une nouvelle méthode, réformer son inventeur, le critiquer indignement, lui supposer des absurdités, pour en établir lui-même d'autres sur d'illusoires prétentions! Ce jeune professeur prétend que LES CIRCONSTANCES lui ont permis de recueillir des observations DÉCISIVES sur les importantes améliorations dont la méthode de Ducamp est susceptible! Et c'est la première fois qu'il se sert de ses instrumens avec gaucherie, et autant d'irréflexion que de présomption, qu'il les trouve mauvais, parce qu'il est maladroit à s'en servir! Mal instruit par cette première inconséquence, il leur associe des instrumens meurtriers en croyant faire les plus belles choses du monde? D'où peut donc provenir un pareil écart dans le début de sa carrière? C'est une chose d'autant plus importante à rechercher que M. L... est professeur de clinique; qu'il peut nuire plus qu'un autre à la société par les mauvais élèves qu'il fera de la meilleure foi du monde; car je proteste, à la face de l'Europe, que je ne doute pas de sa bonne foi; mais que je le crois dans une erreur grave, qu'il est de mon devoir de dissiper. Nous allons le suivre dans l'exposé des *faits qu'il a cru bien observer.*

Désigné par le testament du célèbre Ducamp « *comme parfaitement apte à le remplacer dans la pratique et dans l'emploi journalier de ses instru-mens*, » j'ai dû faire une étude particulière des maladies des organes urinaires. Quoique j'eusse déjà objecté à l'auteur lui-même (1) qu'il existait des rétrécissemens de l'urètre que sa méthode de traitement ne guérirait pas *seule*, je ne me suis pas empressé, comme M. Lallemand, de faire connaître qu'elle pouvait être modifiée. Le bon sens me prescrivait de l'approfondir par des expériences multipliées avant de la critiquer, puisque je n'avais pas eu le temps de faire cette critique avec l'auteur lui-même, qui s'y serait soumis de bonne grâce, si la maladie qui m'a ravi un ami si cher, ne lui eût ôté les forces nécessaires pour soutenir une pareille discussion. Ce que Ducamp n'a pas dit, il l'a approuvé par son silence. En m'honorant de la confiance publique dont il jouissait, il m'a constitué le défenseur d'une invention que l'amour de l'humanité lui inspira et que le même sentiment me portera à perfectionner de tous mes moyens, si mon existence n'est pas compromise par les jésuites qui s'efforcent déjà à l'abréger !

Revenons à M. Lallemand. Nous allons le suivre dans l'exposé des faits qu'il a cru bien observer.

Le sujet de la première observation, âgé de 31

---

(1) Voy. Histoire de la Cautérisation en France.

qui avait eu une blennorrhagie qui ne cessa qu'au bout de QUELQUES MOIS, à la suite de laquelle il éprouva plusieurs rétentions d'urine pour lesquelles on se crut obligé de le sonder.... Après ... *de traitemens infructueux*, il fut sondé à Montpellier avec assez de facilité (1). On crut avoir amélioré beaucoup sa santé, parce qu'on lui avait ordonné beaucoup de préparations balsamiques, lavemens narcotiques, émolliens, un régime très-sévère, *lacté*, ainsi que *de fréquentes applications de sangsues, en petit nombre; mais tout à coup un simple écart de régime* détruisit toute l'apparence du bien! « Le malade *dépérit de jour en* » *jour, perdit presqu'entièrement le sommeil*, n'urina » plus qu'avec la plus grande difficulté. »

« M. L. fut consulté par ce malade, vers la fin de 1823 : il le trouva d'une maigreur SQUELETTIQUE (2). Cependant, peu de temps auparavant, il faisait des projets de mariage, et son rétrécissement ne datait que de deux ans, puisqu'on avait pu le sonder alors *assez facilement*. M. L... trouva les urines sanguinolentes, fétides, *bourbeuses*, ne tombant souvent que goutte à goutte malgré les plus grands efforts. Le pourtour et *l'intérieur du*

---

(1) Il n'avait donc pas encore un bien grand rétrécissement.

(2) M. le Professeur est accoutumé à l'exagération.

rectum étaient garnis d'hémorrhoïdes volumineuses. »

« Une sonde d'un petit calibre, *arrêtée au-delà de la courbure du canal*, ne laissant aucun doute sur l'existence d'un rétrécissement produit par une ancienne blennorrhagie, on le regarda avec raison comme la cause de tous les accidens.

« Je venais de lire l'ouvrage de Ducamp, ajoute » M. L..., je proposai sa méthode, et il fut con- » venu que je l'emploierais de concert avec le mé- » decin ordinaire du malade. »

« A la première empreinte du rétrécissement, » la sonde exploratrice de Ducamp s'arrêta à 7 pouces, sortit *toute déformée, applatie en forme de massue*, FAISANT UN COUDE AVEC LA SONDE. » Cette dernière circonstance n'arrive que lorsqu'on presse trop fort ou trop long-temps, ou encore quelquefois lorsque la sonde exploratrice a été mal préparée. La volonté de faire beaucoup au lieu de faire bien, emporta M. L... au-delà du mieux... Il passa un mandrin dans la sonde pour lui donner plus de solidité; mais il ne fut pas plus heureux.

Une troisième empreinte donna enfin une pointe très-fine et très-courte, recourbée sur elle-même. Le malade souffrit beaucoup et rendit du sang. Le lendemain, vains efforts pour introduire une bougie au moyen d'un conducteur à émi-

[illegible]é ; il en fut de même les jours suivans. Enfin, on revint à la sonde d'argent, qui s'arrêta comme la première fois. On introduisit l'indicateur dans le rectum ; le doigt reconnut près du bec de la sonde UNE DURETÉ QUI LUI PARUT DU VOLUME D'UNE NOISETTE, ET, À UN POUCE ET DEMI PLUS LOIN, UNE TUMEUR DE LA GROSSEUR DU POING. Ce qui rappela à M. L.... les cas de rétrécissemens compliqués d'AFFECTION DE LA PROSTATE, si heureusement traités par Ducamp, ajoute-t-il. Et cependant il tente vainement, pendant plusieurs jours, de passer une sonde à travers l'obstacle, ou d'y faire pénétrer la tige d'un porte-caustique. Sans relire l'ouvrage de son maître, sans s'efforcer à se pénétrer de ses bonnes idées, il se décide à cautériser d'avant en arrière à l'aide d'une bougie armée d'un PETIT CÔNE de nitrate d'argent, conduite dans une canule de même nature.

Le malade souffrit peu pendant la cautérisation. Il rendit beaucoup de sang immédiatement après, ce qui prouve que dans les rétrécissemens disposés à saigner, il faut des instrumens plus doux que ceux d'argent. Le lendemain l'émission des urines devint plus douloureuse et plus difficile. Il fallut attendre HUIT JOURS pour prendre une nouvelle empreinte, qui n'apprit rien à M. L...., dont on ne saurait trop louer la franchise. Mais il ne nous dit pas comment il eut l'idée d'essayer alors la plus grosse sonde d'argent que les chirurgiens français aient employée jusqu'à présent. « A son grand étonnement, il passa, (ou crut passer), facilement à travers le rétrécissement; MAIS IL FUT ARRÊTÉ A DEUX POUCES ENVIRON PLUS LOIN, au moment où IL CROYAIT ENTRER DANS LA VESSIE? Il essaya sans succès des sondes d'argent et de gomme élastique DE TOUTES LES DIMENSIONS et DE TOUTES LES COURBURES; il arriva toujours facilement au col de la vessie, sans pouvoir y pénétrer! Quelle preuve plus grande du danger que la mode a apporté dans la courbure des sondes, et de l'ignorance où l'on est généralement sur l'histoire des véritables fausses routes, que la trop grande jeunesse de Ducamp a laissé imparfaite, mais que je ne tarderai pas à débrouiller.

La rétention d'urine devint complète (10 *sangsues; demi-bains; lavemens émolliens.*) Vingt-quatre heures après, la vessie devient saillante au-dessus du pubis, la langue sèche, la peau brûlante, la transpiration urineuse; le malade était en proie aux plus vives douleurs. Il fallait faire la ponction de la vessie ou pénétrer à travers la prostate (qui n'était pas malade), au risque de faire une fausse route (elle existait déjà)! Le dernier moyen est seul préféré et employé sur le champ. Arrivé AU COL DE LA VESSIE avec une sonde conique dont le bec était dirigé par le doigt indicateur, introduit dans le rectum, M. Lallemand *pénétra avec si peu* de résistance, qu'il crût avoir suivi le canal de l'urètre (1). *La plus grande partie* de l'urine qui sortit d'abord fut *transparente*, très-colorée, ammoniacale. Le lendemain on remplaça la sonde d'argent par une de gomme élastique; deux jours après par une plus grosse. Mais le huitième jour il se forma un phlegmon *au-devant du scrotum* (sur lequel on appliqua six sangsues, etc. M. L.... l'ouvrit sans aucun soulagement pour le malade; la sonde devenue insupportable et se bouchant souvent par des caillots de sang, fut retirée, et l'on se borna à sonder 5 à 6 fois par jour. La fièvre fit de nouveaux progrès; le dévoiement épuisa le malade, qui mourut douloureusement.

« Vessie assez vaste, à parois épaisses et inégales; derrière la prostate, deux pouces d'épaisseur dans quatre pouces d'étendue; portion prostatique de l'urètre offrant la même altération et paraissant avoir QUATRE POUCES D'ÉTENDUE :

---

(1) Ici l'illusion était complète, la sonde avait parcouru facilement la fausse route, elle se trouvait entre le rectum et les parois de la vessie qu'elle n'eût pas de peine à perforer, (comme l'autopsie le prouve), c'est pourquoi elle donna issue à de l'urine.

vers le milieu de ce long canal et en haut, fausse route produite par la sonde conique et entretenue par les sondes de gomme élastique, aboutissant à la vessie UN POUCE AU-DESSUS DE CETTE OUVERTURE ; prostate PARFAITEMENT SAINE, petite, ferme, mais *mobile et isolée de la vessie par un tissu cellulaire très-souple*. Derrière le bulbe de l'urètre, tumeur cancéreuse du volume d'une noisette, occupant la paroi inférieure du canal ; membrane muqueuse correspondante, *détruite par la cautérisation* (1), brunâtre et peu consistante dans le reste du canal. Abcès ouvert à trois pouces au devant de la tumeur, et une deuxième ouverture fistuleuse *à quelque distance du gland*. Le rein gauche parfaitement sain : le rein droit seul enflammé et en suppuration, suite naturelle de la rétention complète à laquelle on ne put pas remédier. »

Après avoir reconnu que le sujet de cette observation offre un cas extraordinaire, comment M. Lallemand se hâte-t-il d'en conclure qu'un fait de cette sorte ne peut donner lieu à aucune réflexion relative à l'usage de la sonde explora-

---

(1) Sans aucun doute, puisque l'auteur avoue à la fin de cette histoire que la tumeur de l'urètre n'avait point été entamée par la cautérisation.

cependant il affecte (dans tout son livre), de changer le nom, comme s'il avait eu envie d'éclipser Ducamp. Pourquoi n'a-t-il pu se servir du conducteur à saillies du porte-caustique qui avait une action limitée sur un côté, et qui aurait pu être dirigé vers la paroi inférieure du canal où s'implantait en effet la petite tumeur située derrière le bulbe de l'urètre, cause première de toutes les souffrances du malade et des accidens produits par la sonde conique, et le séjour des autres sondes dans la fausse route qui perforait la vessie à un pouce de son orifice naturel? Le lecteur malin dira peut-être *qu'il n'en savait rien*. Ne nous hâtons pas de décider une question aussi délicate... M. L. cherche en vain à se faire illusion sur la vraie cause de mort d'un malade de 31 ans, bien constitué deux ans auparavant. Quelques efforts qu'il fasse pour rassembler des auteurs assez mal assortis, afin d'appuyer son diagnostic par l'opinion d'auteurs célèbres, il ne pourra jamais dissuader ceux qui liront son texte avec un peu de savoir et beaucoup d'attention;

1.° Qu'il fit une fausse route d'environ deux pouces, le jour où il crut, pour la première fois, entrer dans la vessie;

2.° Que le foyer purulent avait existé assez long-temps chez son malade, pour que son intérieur présentât une grande excavation remplie d'inégalités.

3.° Que l'engorgement inflammatoire des divers tissus qui ont dû être percés par la sonde d'argent, qui ont dû être irrités par le séjour des autres sondes, et les manœuvres multipliées que leur emploi a nécessitées pendant une quinzaine de jours, a bien pu donner à toutes ces parties l'aspect cancéreux ; mais qu'il est plus que probable que ce n'était-là qu'une simple infiltration purulente, comme on en rencontre assez souvent autour des plaies du col de la vessie à la suite de la lithotomie.

Ainsi il sera démontré, par la première observation de M. L..., que la méthode de Ducamp est susceptible de tromper l'espoir de ceux qui l'emploieront avant de l'avoir apprise ; parce qu'en effet elle est plus brillante en théorie que facile en application. Aussi doit-on savoir gré au jeune professeur de n'avoir pas eu l'intention de faire un *traité complet* des rétrécissemens de l'urètre, en ne réunissant que huit observations bien incomplètes. La seconde de ses observations offre un exemple de l'impuissance ou de la mauvaise volonté de M. L... de se servir du porte caustique de Ducamp. Elle fait craindre qu'il ait cautérisé de 5 à 6 pouces inutilement, parce qu'il ignorait alors que cette partie de l'u-

[illegible] est sujette à induire en erreur, comme l'établiront mes observations. Elle prouve encore cette volonté de ne pas apprendre à se servir des instrumens de l'inventeur pour leur substituer une copie de la canule d'Ambroise Paré, beaucoup plus incommode et moins parfaite, quoique très-enrichie d'ornemens aussi gênans qu'ils sont dispendieux. Cette aversion pour les instrumens de Ducamp est portée jusqu'à l'absurdité ; car M. L... prétend que les bougies à ventre, imaginées par Ducamp, n'auraient pas franchi la courbure de l'urètre..... Et il dit cela chez un malade où une sonde cylindrique a enflammé le méat urinaire plus de 24 heures. N'est-ce pas laisser voir le bout de l'oreille et révéler le secret de son ancien maître, qui s'efforce de ne rien faire comme un autre. Toujours fidèle à la même école, M. L.... complète son observation par deux erreurs et un mensonge. Il ment à sa conscience quand il dit qu'il n'aurait pas pu cautériser avec l'instrument de Ducamp au-delà de la courbure de l'urètre ; il erre quand il prétend remplacer, par les cordes à boyaux, les dilatateurs de Ducamp. Il erre encore davantage quand il prend une escarrhe pour une fausse route et qu'il se croit si heureux à les guérir ; car rien, dans son ouvrage, n'annonce qu'il connaît les véritables fausses routes, sur lesquelles personne ne me contestera le droit de l'éclairer.

TROISIÈME OBSERVATION.

Le sujet de la troisième observation de M. Lallemand présentait l'exemple d'un rétrécissement de l'urètre, qui a cédé en effet à trois cautérisations, mais dont ce professeur est parvenu à faire une trop importante histoire pour que nous ne réunissions pas tous nos efforts pour la faire mieux apprécier dans l'intérêt de l'humanité et dans l'honneur de l'école d'où elle est partie. Ce malade, âgé d'environ trente ans, avait eu une blennorrhagie très-aiguë qui FUT TRAITÉE SANS SUCCÈS PENDANT TROIS ANS, successivement par trois médecins, dans la conduite desquels on ne sait ce qu'on doit blâmer davantage de la persévérance qu'ils ont mise à continuer le même genre de moyens qui n'avaient pas réussi à leurs prédécesseurs, ou de leur opiniâtreté à envisager une blennorrhagie grave, comme ne réclamant pas l'usage des mercuriaux bien dirigés (1). Je ne

(1) Cette funeste erreur est cause que la maladie dure plus de trois, quatre, cinq, six mois, même une année entière; énerve le corps jusqu'à produire la phthisie, lorsque des pustules, ou des exostoses ne viennent pas dessiller les yeux des médecins avant l'épuisement total du malade.

fois pas qu'on puisse trouver parmi les médecins français un si grand exemple d'obstination à faire mal, contre tous les résultats de l'expérience. Je ne crois pas non plus que l'on puisse trouver un fait qui prouve mieux le principe que je me fais un plaisir de proclamer aujourd'hui : que PRESQUE TOUTES LES BLENNORRHAGIES QUI DURENT PLUS DE 30 A 40 JOURS QUAND ELLES SONT RAISONNABLEMENT TRAITÉES PAR LES BAINS ET LES BOISSONS RAFRAÎCHISSANTES AIDÉS DU RÉGIME, SONT SUSCEPTIBLES D'ENGENDRER TÔT OU TARD LES SYMPTÔMES CONSÉCUTIFS DE LA VÉROLE. Car je soigne encore, dans ce moment-ci, un exostose de l'apophyse zygomatique, une carie de l'os ethmoïde et du maxillaire supérieur chez un homme de 60 ans, qui n'eut jamais qu'une blennorrhagie, 39 ans auparavant. Ces symptômes ne sont pas équivoques puisque déjà l'exostose a cédé aux frictions mercurielles, et que l'os ethmoïde s'est exfolié avec avantage pour la fistule lacrymale qui était venue s'ajouter à cette singulière maladie et qui s'est trouvée GUÉRIE SPONTANÉMENT, *sans autre opération* que la bienfaisante action du mercure en frictions !

Un grand abus qui nous porte encore à signaler la troisième observation de M. L.., c'est celui d'employer la sonde une heure et demie et même pendant trois heures inutilement. Mais en mettant de côté toute idée de charlatanisme, et en examinant seulement les notions anatomiques et physiologiques, que peut-on trouver de plus ridicule qu'un cataplasme appliqué sur le ventre à la sortie d'un bain? Quoi de plus cruel que cette persévérance à employer une sonde d'une ligne et demie ou deux lignes, lorsque le canal n'a qu'une demi-ligne et quelquefois moins, tandis que l'art possède des moyens plus doux, plus sûrs et plus efficaces! Certainement, ce ne sont pas les cordes à boyaux que M. L... voudrait préconiser. La roideur qu'elles conservent, près de leur pointe, ainsi que celles de gomme élastique, les rendent toujours moins bonnes que *les bougies de cire de* Petit-Colin ou de tout autre.

Tout ce que M. L.... dit sur la seconde empreinte est erroné. Il ignore complètement qu'une escarrhe peut exiger plus de 4 jours pour sa séparation et surtout pour son expulsion de l'urètre. Qu'une empreinte bifurquée annonce presque toujours une escarrhe refoulée, quelquefois une bride, et très-rarement une fausse route. A plus forte raison ignore-t-il la forme du petit tubercule qui indique à peine l'ouverture du canal au-delà de la fausse route. Il a donc eu grand tort d'imputer à l'instrument de Ducamp, une fausse route qu'il n'avait point produite, parce qu'elle n'existait réellement pas chez son malade.

Tout ce qu'il a écrit sur ce prétendu accident est le fruit d'une imagination égarée qui entraîne l'auteur à chaque pas qu'il fait dans le domaine d'une science d'observations. Avec un peu plus de réflexion, il eût cherché à s'expliquer pourquoi le malade, ayant mieux uriné le jour de la première cautérisation, et le lendemain, il trouvait le canal fermé aux bougies qui l'avaient franchi les jours précédens. Il n'aurait pas fait tant d'essais infructueux avec toutes espèces de bougies et de sondes, avec ou sans mandrin. Il aurait fait uriner simplement son malade pour le cautériser ensuite avec les précautions qu'il apprendra dans la suite; ou bien encore il aurait différé la cautérisation d'un jour. Pour la pratiquer plus sûrement, il n'eût point abandonné l'instrument de Ducamp qui lui avait si bien réussi quatre jours auparavant.

De ce que le bec d'une sonde d'argent très-fine n'avait traversé le rétrécissement qu'après un mouvement de bascule, il est loin de s'imaginer que cette sonde vient de rouler une escarrhe, il préfère supposer qu'il vient d'échapper à une fausse route que poursuit son esprit égaré. Cependant pour constater une fausse route véritable (1), il eût fallu faire cheminer plus ou

(1) La définition de fausse route est devenue importante pour la cure des maladies de l'urètre.

moins longuement une sonde ou une bougie dans le faux canal. Car une simple déperdition de substance dans un des côtés de l'urètre, ne doit pas plus s'appeller une fausse route, que la dégradation partielle du mur d'une rue ne doit prendre le nom de cul-de-sac, ou d'impasse. Il eût donc fallu que M. le professeur eût fait pénétrer une sonde à une plus grande profondeur que le rétrécissement de l'urètre, et bien distingué qu'elle ne pouvait pas arriver dans la vessie par cette direction.

Poursuivant toujours son fantôme, comme Don Quichotte, il crut triompher mieux avec une *sonde porte-caustique*, qu'avec l'instrument de Ducamp. Il cautérisa *six lignes d'étendue* : après la chute d'une escarrhe fort large et fort épaisse, le malade urina mieux : mais l'empreinte suivante ne put pénétrer que trois lignes en deçà du dernier point cautérisé : elle fut applatie vers sa pointe et déformée. Ignorant toujours que c'était l'indice de la présence d'une escarrhe, M. L.... essaya toujours en vain et avec la même opiniâtreté toute espèce de sonde. Le lendemain il revint à la charge avec une sonde armée de son mandrin. Ce ne fut qu'après avoir retiré ce dernier qu'il parvint à la faire pénétrer toujours avec une petite secousse. Il cautérisa une 3.e fois dans l'étendue de 6 lignes ; puis cinq jours après

...ut encore saigner le malade en employant à la dilatation des sondes de gomme élastique, au lieu de bougies de cire beaucoup plus douces pour les malades. Enfin, après neuf jours d'une prétendue convalescence, M. L...., *sur la simple résistance qu'éprouvait le bec d'une sonde très-peu courbée, et sur l'apparence d'un jet inégal et saccadé*, commit l'imprudence de cautériser les parois supérieures du rétrécissement sans prendre d'empreinte, quoiqu'il n'y eût pas encore touché. *La douleur fut assez vive*, MAIS INSTANTANÉE. ... jours de repos furent néanmoins nécessaires avant de pouvoir recommencer la dilatation. Au bout de 3 semaines l'écoulement blennorrhagique persistait au même degré qu'avant le traitement. Ce fut assez pour porter le professeur à un autre acte de témérité. Il cautérisa, toujours sur des présomptions, dans l'étendue d'un pouce du col de la vessie à 7 pouces du méat urinaire, la paroi inférieure du canal. La douleur fut très-vive, accompagnée de fréquentes envies d'uriner, de constriction de l'anus, de quelques gouttes de sang. *Le 3ᵉ jour*, *chûte* DES ESCARRHES, retour des douleurs et de l'écoulement. Quinze jours après, même cautérisation, mêmes accidens. L'auteur aurait bien fait de donner l'état du malade au moment où il a imprimé son mémoire, au lieu d'y accumuler les sottises qu'il y réunit sur le précieux instrument de Ducamp ; sur la dissolution du nitrate d'argent, dans son prétendu cul-de-sac, dans lequel il le fait *descendre par son propre poids*, puis *remonter à l'ouverture du rétrécissement*. Il finit par prétendre, sans rime ni raison, que l'instrument de Ducamp ne peut pas être appliqué dans la courbure de l'urètre, ni au-delà. Que répondre à un pareil langage, si ce n'est que Ducamp et Nicod ne se sont servi que de cet instrument jusqu'au col de la vessie, sur plus de cent malades ; et qu'il n'y a rien de moins réel que la fausse route de M. Lallemand.

QUATRIÈME OBSERVATION.

La quatrième observation fait remarquer une erreur encore plus grossière de M. le professeur L..... Elle renferme presqu'autant de fausses suppositions que de phrases. La même légèreté le porte à faire des cautérisations de six lignes d'étendue au lieu d'apprendre à en faire de 2, de 3 ou de 4 avec le même succès que Ducamp, le fondateur de la meilleure méthode. Aussi dans le cas qui nous occupe, M. L. a-t-il reconnu qu'il faisait fondre son caustique au delà du rétrecissement où il excitait des douleurs extraordinaires. Plus loin il parle d'un dilatateur à ventre dont la pointe alongée était très souple, circonstance qui fait présumer que l'instrument dont il parle, était fabriqué en gomme élastique au lieu de l'être en cire, comme Ducamp les a conseillés. Ces bougies à ventre (dont on a fait diverses contrefaçons) ne sont parfaitement faites que chez Petit-Colin, rue de Cléry n.° 78, à Paris. Je défie M. L... de faire une fausse route avec un instrument de cette fabrique. Comment a-t-il la mauvaise foi d'accuser Ducamp de ce qu'il ne devrait rapporter qu'à sa maladresse. S'il a eu la sottise de vouloir introduire un instrument droit dans un canal courbe, on n'a plus rien à lui objecter : si ce n'est qu'il faut avoir appris avant d'enseigner.

Quoiqu'il eût pu écorcher un peu l'urètre avec un dilatateur à ventre en *gomme élastique*, il est encore possible que la sonde exploratrice ait été divisée par une escarrhe en partie détachée, et en partie adhérente, ou encore par une bride. Si la fausse route existait réellement, elle doit être attribuée à l'inexpérience.

C'est à la même cause qu'on doit rapporter l'erreur qui lui fait dire : « *Que le canal saignant au moindre contact*, le nitrate d'argent eût été dissous par le sang dans l'instrument de Ducamp, avant d'être sorti de la canule de l'instrument. »

La dernière phrase de cette observation prouve que M. le Professeur ignore encore qu'il faut, avant d'introduire une bougie à ventre de Ducamp, la courber convenablement. *Finis coronat opus.*

CINQUIÈME OBSERVATION.

La cinquième observation fournit une nouvelle preuve de l'impuissance des préparations mercurielles mal administrées contre les symptômes primitifs de la vérole. Elle prouve que le virus vénérien, mal détruit dans le traitement des bubons, peut se porter sur la membrane de l'urètre, comme il se porte assez souvent en pareil cas, sur la membrane muqueuse du pharynx, ou sur la peau elle-même. Cette observation prouve aussi l'absurdité du médecin qui traita avec opiniâtreté une blennorrhagie de cette espèce avec des *injections astringentes*. Ces dernières rendirent l'émission des urines très-douloureuse et très-difficile : les testicules s'enflammèrent, l'écoulement se supprima, puis reparut pour ne plus cesser, résista à divers traitemens, s'exaspéra souvent pour la moindre cause.

Cette dernière circonstance eût dû faire reconnaître aux auteurs de ces traitemens une vérité que je ne cesserai de répéter tant que je ne verrai pas diminuer le grand nombre des victimes de la routine qui porte certains chirurgiens et médecins à traiter les maladies primitives des organes de la génération au moyen du mercure introduit par l'estomac.

LE PLUS GRAND NOMBRE DES MALADIES VÉNÉRIEN-

[illegible] ONT RÉSISTÉ AU TRAITEMENT QU'ON LEUR A OP[illegible]SÉ, D'UNE MANIÈRE MÉTHODIQUE, SE COMPOSE DE [illegible]LLES DONT LE PREMIER TRAITEMENT A ÉTÉ FAIT PAR [illegible] BOUCHE : TANDIS QU'IL EST RARE DE TROUVER DES [illegible]ALADIES VÉNÉRIENNES COMPLIQUÉES, CHEZ LES MALA[illegible]S QUI FURENT TRAITÉS RÉGULIÈREMENT PAR LES FRIC[illegible]ONS MERCURIELLES, 20 A 30 ANS AUPARAVANT!

Le rétrécissement de l'urètre qui résulta d'une si malheureuse pratique fut combattu pendant [illegible] mois par les bougies de corde à boyaux ; il fit ensuite des progrès, fut suivi de rétention d'urine, d'abcès urineux, et celui-ci de fistules urinaires, pour lesquelles le malade entra à l'hôpital St-Eloi de Montpellier le 23 mars 1821. M. L... tenta en vain toutes espèces de sondes ; employa des bougies de corde à boyaux pendant trente-six jours : M. Delpech parvint au bout de 4 jours à introduire dans la vessie une sonde métallique très-fine, qu'il remplaça *quelques jours après*, par une sonde de gomme élastique, et celle-ci par d'autres progressivement plus grosses. Le 20.e jour de ce traitement, il se manifesta tout-à-coup une violente inflammation qui se termina par gangrène, détruisit le scrotum, QUOIQU'ON EÛT EU LE SOIN DE RETIRER LA SONDE, DÈS LE DÉBUT DES ACCIDENS. Cependant le malade survécut ; la sonde fut de nouveau maintenue dans le canal, les fistules se fermèrent et le malade sortit vers la fin du mois d'août. M. D. lui conseilla de porter encore la sonde pendant deux mois d'une manière à peu près continue.

La première fois que le malade retira la sonde, il ne put uriner : le lendemain il rendit ses urines continuellement goutte à goutte. Il en fut de même, à diverses époques, des différentes tentatives qu'il fit pour se passer de sondes ; ce malheur lui fit prendre le parti de la garder constamment dans la vessie *pendant trois ans*. Il n'eut donc pas de peine à se soumettre à la nouvelle méthode de traitement que lui proposa M. L....., qui, pour la première fois, a su en tirer un assez bon parti. Il laisse cependant toujours à désirer, dans l'exposé des faits, cette précision mathématique dont un professeur ne devrait pas se dispenser.

Lorsqu'il parle d'une empreinte très-grosse, il n'en indique pas le diamètre, non plus que de sa sonde caustique, qu'il porte dans tous les points du canal à un calibre qui ne peut pas lui permettre d'en préciser l'action, comme on peut le faire avec le gros porte-caustique de Ducamp. Cette manière d'agir l'engage à cautériser, ou des points qui n'auraient pas besoin d'être cautérisés, ou d'autres qu'il vaudrait mieux ne cautériser que plus tard vers la fin du traitement.

car dans le cas qui nous occupe (comme dans tous les analogues), il est important de commencer par détruire le rétrécissement que l'on présume avoir causé les principaux accidens, que de frapper alternativement sur l'un ou sur l'autre. Il est bon de savoir que malgré toutes les précautions que l'on doive prendre pour empêcher le caustique de parcourir d'autres points, que celui sur lequel on l'applique, il arrive encore trop souvent que le caustique, qui n'a point été entièrement combiné sur place, soit transporté par les humidités et la contraction du canal jusqu'au méat urinaire où on le remarque quelquefois. (*Voyez* Recueil d'obs. en preuve de la méthode de Ducamp ; Paris, 1825). Cet accident pouvant contribuer à amender l'état des rétrécissemens qui seraient dans la longueur de la verge, il est donc raisonnable de faire courir au malade cette chance heureuse, et de remplir ce devoir imposé par l'auteur de la nouvelle méthode, de détruire les rétrécissemens avec le moins de caustique possible.

Ainsi, M. le professeur L..... a fait une chose téméraire, lorsqu'après avoir cautérisé, *la première fois surtout*, dans l'étendue de *six lignes*, (de 7 pouces un quart à 7 pouces trois quarts) la partie supérieure du canal. « Il s'est décidé à cautériser la paroi inférieure *un peu moins pro-*

fondément, PARCE QUE LA CONSTRICTION, PRODUITE PAR LA PREMIÈRE CAUTÉRISATION, EMPÊCHA SA SONDE DE PÉNÉTRER DANS LA PARTIE LA PLUS ÉTROITE DU RÉTRÉCISSEMENT ». Il en fut à peu près de même lors des cinquième et sixième cautérisations; après la septième et la huitième, aussi celle-ci fût-elle suivie « D'UNE EMPREINTE BEAUCOUP PLUS PETITE QUE LA PREMIÈRE FOIS ET AVEC MOINS DE FACILITÉ ». M. L..... se faisant illusion sur la vraie cause de ce phénomène, qui, selon mon expérience, dépend de l'excès d'inflammation, M. L....., dis-je, préfère le rapporter à une prodigieuse force *des parois du canal abandonnées à elles-mêmes*, après trois ans de distension forcée, que de l'imputer à la trop grande irritabilité causée par les deux cautérisations accumulées au même instant dans l'étendue d'un pouce. Cependant il est obligé d'attendre 9 à 10 jours pour voir calmer les accidens inflammatoires.

Une chose plus digne de remarque dans cette observation, c'est que l'auteur a cautérisé dans le col de la vessie, sans s'en douter. Je m'empresserai d'autant plus à proclamer ce fait que le succès a été positif; et que moi-même j'ai pratiqué sciemment plusieurs fois la même opération avant lui, et avec un succès constant jusqu'à présent.

Je me réunirai encore avec plaisir à ce zélé

professeur, pour faire ressortir le contraste remarquable qui existe entre les effets de la dilatation et ceux de la cautérisation. Dix-huit mois de traitement, par les bougies de corde à boyaux, ne servent qu'à augmenter les progrès du rétrécissement, donnent lieu à une rétention qui entraîne à sa suite des fistules urinaires au périnée ; celles-ci, traitées par des SONDES A DEMEURE, déterminent bientôt une inflammation si violente qu'elle se termine par la gangrène d'une grande partie du scrotum, malgré les soins du plus *célèbre* praticien. La pression prolongée du col de la vessie par les sondes est suivie d'une paralysie incomplète de cette partie, dont on ne s'apperçoit que par l'incontinence d'urine, qui suit immédiatement l'instant où l'on croit le malade guéri au point de pouvoir se passer de la sonde. D'un autre côté, un traitement de deux mois par la cautérisation procure une guérison des plus satisfaisantes.

Il est malheureux que M. le Professeur ait terni l'éclat de cette observation en n'y nommant Ducamp, que pour dire, au détriment de cet auteur, une absurdité à laquelle il ne peut pas croire. « Il eût été *probablement* impossible de détruire avec le porte-caustique de Ducamp un rétrécissement qui s'étendait au-delà de huit pouces ». Assertion fausse, parce que l'instrument de Ducamp s'adapte à toutes les courbures de l'urètre ; que l'on peut donner à sa canule toute la longueur désirable, et qu'en dernière preuve j'en rapporterai tous les cas où je l'ai employé, depuis la mort de l'auteur, de 8 à 9 pouces et particulièrement au col de la vessie (*Voy.* Recueil d'observations sur la cautérisation de l'urètre, par P. L. A. Nicod, 1825).

M. Lallemand se trompe encore lorsqu'il veut établir un parallèle entre un abcès simple du périnée *sans crevasse de l'urètre*, avec celui de sa première observation, où il avait *évidemment percé l'urètre avec sa sonde*, tandis qu'il avait cru penétrer jusqu'à la vessie.

La dysurie de l'*employé*, dont il parle à cette occasion, aiguë de sa nature, aurait probablement pu être surmontée par la sonde. On eut tort de commencer le traitement par les bougies de corde à boyaux, dont le séjour exigé pour leur gonflement devint nuisible, et plus encore la sonde que le malade ne put supporter que vingt-quatre heures ; ce qui étonna si fort M. L... qu'il crût que le malade exagérait beaucoup les inconvéniens de la sonde. Mais ici le malade eut raison sur le professeur, le troisième jour il se forma un abcès au périnée. On l'ouvrit le septième jour : il guérit facilement. C'est assez prouver l'innocuité de cette maladie, son peu d'importance et bien peu d'analogie avec celle à laquelle M. L..... s'est plu à la comparer, ainsi qu'à regarder son malade comme entièrement guéri. Néanmoins j'ai de fortes raisons de craindre des récidives.....

SIXIÈME OBSERVATION.

Une bonne remarque à faire sur le sujet de cette observation, c'est que *seize* frictions mercurielles guérirent presque parfaitement une blennorrhagie virulente qui avait *duré un an*. Il est très-probable que mettant plus d'importance qu'on en met généralement dans le traitement de la première maladie vénérienne qui affecte un individu quelconque, on diminuerait de beaucoup ce fléau de l'espèce humaine, puisque ce malade passa 14 ans sans éprouver aucun accident. Quelques frictions de plus l'eussent rendu parfaitement sain.

En 1807, un chancre vénérien et un bubon furent aussi heureusement traités par 18 frictions mercurielles; mais le médecin qui le soigna si bien, eut la malheureuse idée de lui faire introduire dans l'urètre une bougie de plomb, plutôt que d'attendre la convalescence pour tenter un pareil moyen qui serait peut-être devenu inutile; car il devait plutôt attirer et fixer le principe morbifique sur la membrane du canal que de détruire celui qui y existait à peine.

Ce ne fut néanmoins que 17 ans après, qu'à la suite d'une fête, une rétention d'urine, pour laquelle on employa inutilement la sonde, se manifesta. Douze sangsues au périnée et un bain rétablirent le cours des urines, qui néanmoins furent DÈS LORS *plus épaisses et troubles, et coulèrent involontairement.*

Ces symptômes rapprochés de douleurs sourdes et vagues, quelquefois aiguës et gravatives, dans la région des reins, indiquent assez clairement que l'inflammation de la vessie se propagea au rein par le mauvais effet de la rétention d'urine. D'où il serait bon de faire remarquer que toutes les fois qu'une rétention d'urine est due à une inflammation aiguë de l'urètre ou du col de la vessie, on doit se hâter de faire une saignée entre l'anus et le scrotum avant de recourir à la saignée générale, si toutefois celle-ci était nécessitée par la forte constitution de l'individu ou le tempérament sanguin.

Afin de ne pas perdre de vue notre but le plus utile et le plus direct au perfectionnement que nous devons apporter à la cautérisation de l'urètre, d'après la méthode de Ducamp, nous ferons remarquer : 1.° que le 9 avril 1824, M. L... recommença à se servir de l'instrument de Ducamp avec bien peu de succès, puisqu'il eût la témérité de le démonter pour n'introduire que la tige qui porte le cylindre rempli de nitrate d'argent; 2.° que la manière dont il mesure le rétrécissement dans une partie contractile, comme l'entrée de l'urètre, est très-défectueuse, susceptible d'erreurs graves, puisqu'elle peut porter à cautériser mal à propos.

3.° Que si les cinq premières cautérisations n'avaient agi que sur l'ouverture du rétrécissement, il aurait dû ne pas les multiplier autant et aussi inutilement. Il eut tort d'attribuer la difficulté qu'éprouvait la tige du porte-caustique à pénétrer dans le canal, *à ce que celui-ci était inégal et sinueux;* parce que ce *cylindre* n'a qu'une ligne de diamètre, qu'il était possible de rendre le canal plus droit avec une bougie employée momentanément, et surtout en tenant mieux la partie sur laquelle il opérait.

Il était donc inutile de faire confectionner pour ces cas là une sonde particulière; le petit porte-caustique de Ducamp pouvait lui suffire, comme je l'ai expérimenté bien des fois, sans me servir de boule à éminence particulière.

Il est probable que M. L... a été induit en erreur sur le rétrécissement situé à 3 pouces et sur celui situé à cinq pouces du méat, parce que personne, jusqu'à présent, n'a connu que ces

DEUX PARTIES DE L'URÈTRE SONT ORGANISÉES DE MANIÈRE À JOUIR D'UNE CONTRACTILITÉ BIEN EXTRAORDINAIRE ; vérité que mon Recueil d'observations fera connaître, dans tous ses détails importans, parce que cette publication devient aujourd'hui de la plus grande importance, pour empêcher que la méthode de Ducamp soit aussi nuisible qu'utile parmi le grand nombre des praticiens qui s'y livreront dans la suite. Aussi je leur conseillerai de ne pas se fier à M. L..., lorsqu'il dit que la dixième cautérisation qu'il pratiqua avec sa sonde n.° 6, *de 8 à 14 lignes* du méat urinaire, NE CAUSA POINT DE DOULEUR. Il n'est pas de cautérisation qui exige moins de caustique et plus de précautions que celles du bout de la verge. La preuve que M. L. est accoutumé à l'hyperbole, c'est qu'il ajoute sérieusement que le même soir le malade *avait uriné pendant une demi-heure presque sans s'arrêter*, et avait rempli UN TIERS de son vase de nuit (1).

Après avoir prétendu, avec certains professeurs de l'école de Paris, que le porte-caustique

(1) Un homme bien constitué rendrait un litre d'urine en une minute, si sa vessie avait pu la garder assez long-temps. Si le malade de M. L.. eût eu réellement un jet naturel, ou un gros jet, il eût rendu effectivement trente litres d'urine au lieu du TIERS de son pot de nuit !

de Ducamp ne pouvait être appliqué dans la courbure de l'urètre et au-delà, M. le professeur de Montpellier n'a-t-il pas manqué de bon sens, lorsqu'il a cautérisé à 6 pouces 6 lignes avec une canule métallique DROITE ; puisque la cautérisation a été suivie d'accidens épouvantables pour lui comme pour le malade? Sur le point de pratiquer la ponction de la vessie, il tenta le cathétérisme avec une sonde n.° 2. Celle-ci parvint dans la vessie, à son grand étonnement. Mais s'il fut adroit à saisir avec empressement une obligeante erreur de son malade, il n'aura pas le même bonheur aux yeux de ceux qui liront avec attention la description qu'il fait de cet épisode alarmant. (*Voyez* pag. 73 du Mémoire). Au résumé, M. L.... convient qu'il est difficile de le suivre dans tous ses détails ; il ne laisse pas ignorer au lecteur qu'il en est fatiguant; mais il laisse à désirer qu'il ne porte pas ceux qui le liront trop légèrement à l'imiter dans tous ses égaremens : 1.° dans l'abus des cautérisations à l'entrée de l'urètre ; 2.° dans le mauvais choix de ses sondes exploratrices qui l'expose à multiplier des rétrécissemens chimériques ; 3.° dans la témérité de cautériser, dans l'étendue d'un pouce, l'urètre et le col de la vessie sans s'en douter, ou du moins sans en convenir ; 4.° dans la manie de trop faire pour se ménager le triste avantage de remédier à des maux qu'il aurait pu prévenir ; car lorsqu'il aura profité de nos conseils, il retranchera un grand nombre de cautérisations pour guérir une maladie pareille, et il aura surtout la prudence de n'en plus faire d'un pouce d'étendue, là où je lui apprendrai qu'une de 3 lignes doit suffire. Il reconnaîtra que le morceau de cire que le malade voulut bien *supposer*, NE SORTIT JAMAIS DU CANAL, par la raison qu'il n'y était pas. La cautérisation avait été imprudemment faite, parce qu'on n'avait pas employé de sonde exploratrice. Elle irrita extraordinairement, parce que (comme je le démontrerai à M. L... d'après son texte) elle fut pratiquée sur un endroit sain. L'illusion du morceau de cire vint probablement du roulement d'une escarrhe sous la sonde, ou bien de ce que cette sonde ne fit que refouler dans la vessie quelque partie de *ces espèces de grumeaux de chair bien distincts des escarrhes par leur couleur rouge et leurs formes vermiculaires*, et qui se trouvaient dans les yeux de toutes les sondes qu'on retirait de la vessie.

Mais de quel écart d'imagination M. L... n'est-il pas susceptible, puisque, après avoir pu pénétrer dans la vessie avec une sonde, *à diverses reprises dans l'espace de six semaines*, il croit qu'une énorme quantité *de grumeaux de chair bien distincts des escarrhes par leur couleur rouge et leur forme vermiculaire*, vient de se détacher de la surface de la membrane muqueuse de la portion du canal, située entre la vessie et le dernier rétrécissement; quoiqu'il en soit sorti de pareils des yeux de la sonde chaque fois qu'on la retirait de la vessie? Comment son bon sens ne lui a-t-il pas fait penser que, puisque ces espèces de carnosités étaient bien évidemment de véritables carnosités, comme le croyaient avec raison les anciens, comment n'a-t-il pas pensé, dis-je, que la membrane de l'urètre et de la vessie, comme celle du nez, peut être affectée de polypes vésiculeux qui ordinairement se moulent sur la forme des cavités qui leur donnent naissance. Dans notre opinion c'est pourtant la deuxième fois que M. L... les observe.

Une faute grave dans la fausse application de la méthode de Ducamp, c'est de placer à huit pouces du méat un dernier rétrécissement, sans s'apercevoir qu'on opère sur le col de la vessie, ni pendant la cautérisation, ni après. Les vives douleurs, les fréquentes envies d'uriner, le sang mêlé aux urines ne sont pas, aux yeux de l'auteur que nous critiquons, les effets de son imprudente main, il préfère accuser la sonde qui, deux jours après son opération, lui prête un puissant secours, mais que l'acuité d'une inflammation, toujours croissante, rend insuffisante le lendemain. Une violente dysurie nécessite enfin les *bains*, les lavemens et les boissons adoucissantes. Deux jours de repos paraissent déja trop longs à l'intrépide chirurgien, qui ne se doute pas qu'il a déja trop cautérisé; il s'irrite de la résistance qu'une sonde, n.° 10, rencontre à 7 pouces et demi; il cautérise et en haut et en bas ÉGALEMENT, sans prendre une nouvelle empreinte.

Tant de preuves de témérité, dans un professeur d'une école instituée par Lapeyronie, ne persuaderont-elles pas un jour à nos législateurs qu'ils ne sauraient trop multiplier les professeurs en chirurgie; puisqu'il est aujourd'hui bien avéré que c'est à la chirurgie qu'appartient l'avantage d'éclairer l'histoire des maladies internes. Oui, il conviendra de multiplier les écoles de chirurgie et d'y donner les places au concours; parce que l'émulation qui en résultera multipliera dans nos départemens les bienfaits dont jouit depuis si long-temps celui de Lyon. En multipliant ainsi successivement les centres d'instruction, la masse des médecins en deviendra plus instruite, et l'on pourra bientôt supprimer cette classe barbarement qualifiée du nom *d'Officiers de santé*, puisque jusqu'ici cette institution a été dirigée de manière à en faire plutôt des officiers de mort. A Dieu ne plaise que ma plume fasse injure à tous ceux à qui la fortune n'a pas permis d'acquérir le titre de docteur, quoiqu'ils en aient réellement les connaissances ! Une pareille offense est éloignée de ma pensée, car elle ne s'élève que contre les abus.

Je fais des vœux pour qu'on diminue les frais de réception en raison des ressources des localités. Comme dans une monarchie constitutionnelle tous les hommes sont égaux devant la loi et paient également les charges de l'État, il sera juste que les habitans des départemens éloignés des grandes capitales, ne soient pas plus mal traités par leurs médecins, que ceux qui le sont par les professeurs des écoles. Que ceux-ci soient obligés, au bout de six ans, de subir un nouveau concours pour rester en place, et bientôt on les verra passer d'une faculté dans l'autre; de celle-ci dans les chef-lieux de départemens, ou dans les campagnes agréables où le riche et le pauvre y trouveront également leur avantage.

SEPTIÈME OBSERVATION.

Dans l'opinion même de M. Lallemand, cette observation ressemble à la précédente sous tant de rapports, que pour éviter des détails fastidieux je m'appliquerai à en tracer le résumé exact succinctement.

Grand étalage de grands mots vides de sens, dans son titre. Supposition fausse de la suppuration de la vessie et surtout de la prostate, qu'il confond avec la maladie des vésicules séminales. Supposition fausse d'un rétrécissement qu'il crée par des cautérisations imprudentes. Il oublie que les escarrhes multipliées par ses trop fréquentes et trop nombreuses cautérisations peuvent séjourner dans le canal malgré le cours des urines; il confond ces escarrhes, roulant sous le bec d'une sonde d'argent, avec des *callosités très-rapprochées les unes des autres, de 7 pouces jusqu'au col de la vessie*. Cette même sonde (cause de tant d'erreurs), après avoir changé VINGT FOIS DE DIRECTION (dans l'étendue d'un pouce), arrive au col de la vessie, mais elle ne peut le franchir. Après avoir ainsi sollicité sa forte contraction, on le trouve très-étroit, irrégulier et même CARTILAGINEUX, au dire de M. L..., qui se complaît à rouler sur lui le bec de sa maudite sonde.

Ce n'est pas tout, la prostate paraît, *contre*

ordinaire, plus petite, plus molle et surtout PLUS DILATIE que dans l'état sain : il s'écoule par la sonde une matière brunâtre (résultat du mélange du SANG *produit par les frottemens ;* de LA LIQUEUR SÉMINALE, *exprimée de ses réservoirs par les diverses pressions qui ont dû avoir lieu au milieu de tant de tentatives infructueuses*); mais M. L..., sans doute, pour rendre cette matière plus intéressante la compare à du chocolat au lait, et celle qui sort après la sonde à de la crême. D'où il conclut, sans hésiter, que la prostate a été FONDUE par la suppuration.

Douter de sa bonne foi, serait lui faire injure; je proteste de nouveau que ce ne fut jamais mon intention; mais laisser subsister et propager ses erreurs, ne serait-ce pas se rendre criminel? C'est cette conviction qui me porte à déclarer qu'il faut être doué de bien peu de jugement et en même temps bien téméraire pour agir avec la légèreté indiquée pages 108 et 109. Il se trompe grossièrement page 110, en prétendant que le porte-caustique de Ducamp n'eût pu atteindre le col de la vessie, parce que Ducamp et Nicod l'ont souvent exécuté ainsi; et que ce dernier, surtout, ne se sert pas d'un autre instrument près du col de la vessie, à plus forte raison *dans cette partie*, lorsque des excroissances y prennent leurs implantations.

HUITIÈME OBSERVATION.

La première remarque importante que présente à l'esprit cette observation est le peu d'efficacité de la sonde à *double courant* contre les douleurs aiguës de la vessie, puisqu'elle détermina des spasmes violens du col de ce viscère et trois jours de fièvre, chaque fois qu'on en réitéra l'introduction. Quoique non-seulement la vessie fût excessivement enflammée, mais encore l'urètre M. L..., au lieu d'employer une bougie emplastique douce, voulut se servir d'une sonde de gomme élastique et faire sept à huit tentatives avant d'arriver au col de la vessie, qu'il trouva fermé de manière qu'il crut le refouler en dedans, phénomène que personne n'a imaginé possible que M. Lallemand. Il eut assez de persévérance pour employer un quart d'heure à comprimer une partie déjà trop contractée (1), et assez d'imagination pour croire que la vessie avait attiré la sonde par un mouvement DE SUCCION. Il cauté-

(1) Il est même très-vraisemblable que s'il eût donné au canal une ou deux minutes de repos, il eût franchi sans douleur ce qu'il ne pût faire qu'après les plus vives souffrances. Plusieurs exemples nous permettent de penser ainsi, et de conseiller dans ces cas là une bougie emplastique d'une ligne et demie à deux lignes de diametre qu'il suffirait de laisser séjourner 5 à 10 minutes pour mettre le malade à même de vider sa vessie.

ria le col de la vessie sans s'en douter, d'après les fréquentes envies d'uriner qui tourmentèrent le malade pendant 5 à 6 heures et qui firent rendre bien peu d'urine mêlée de sang. On lui reprochera toujours avec raison de ne pas se servir de la sonde exploratrice de Ducamp avant de cautériser; et d'avoir la témérité d'explorer simplement avec le bec d'un instrument d'argent qui porte en même temps le caustique au hazard.

Encore un mot sur les réflexions de M. Lallemand.

Ses réflexions sur les rétrécissemens organiques de l'urètre, les indurations, les adhérences, les cicatrices, les brides de ce canal, la sensibilité des rétrécissemens, leur ancienneté, leurs formes, leur longueur, leur siége et surtout leur nombre sont autant de preuves de son inexpérience, de son inconséquence, et de son penchant irrésistible pour les discussions vagues sur des sujets qu'il n'a pu approfondir, et sur lesquels pourtant il montre toujours plus de prétention à servir de modèle, que de cet esprit judicieux si nécessaire à un professeur. Mais puisqu'il faudrait faire imprimer plusieurs volumes pour commenter toutes les opinions erronées et redresser tous les torts de M. le professeur de Montpellier, nous nous bornerons, quant à présent, à faire des vœux pour qu'il sache mettre à profit les conseils de l'expérience en rendant à César ce qui appartient à César, et à Ducamp l'honneur qui lui est dû.

ÉCOLE DE STRASBOURG.

§ V.

Sans courir après cette grande célébrité qui s'accroît toujours par le combat entre deux rivales, la Faculté de Strasbourg n'a pas commencé comme celle de Paris, par blâmer ce qu'il y avait de bien dans la méthode de Ducamp. Elle en observe attentivement les effets, et attend pour la juger qu'une autre main que celle de l'inventeur ait prouvé que tout opérateur habile et instruit en médecine peut en tirer un grand avantage contre des maladies qui font souvent le désespoir des malades, et plus encore la honte des médecins. Elle abandonne aux Facultés de Montpellier et de Paris la gloire de se disputer le soin d'embrouiller la science par des ouvrages polémiques qui en arrêtent les progrès au lieu de les avancer vers la perfection que la barbarie leur avait en partie ravie. Plus sage dans ses conceptions, la Faculté de Strasbourg, étrangère d'ailleurs aux intrigues qui occupent les plus grandes villes, ne s'occupe qu'à confirmer les bons principes, les propager dans des thèses soutenues en public avec une érudition exempte de cette vénale partialité qui règne encore dans celle de Paris.

Lors de la réception du docteur Dabos, en 1823, et de plusieurs autres docteurs de la Faculté de Paris, M. le professeur Dupuytren défendit aux candidats de NOMMER dans leurs thèses, ainsi que dans leurs discussions, le chirurgien en chef de l'hôpital Beaujon, qui était véritablement l'auteur de faits remarquables? Ce despotisme d'un homme plus puissant que juste, devait-il s'étendre à la majorité des membres du jury pour la place de chef des travaux anatomiques? Oui, un des candidats, nommé Belmas, pour complaire à cet homme puissant, se permit, devant une nombreuse assemblée, d'insulter à la véracité bien connue de M. Nicod, sans qu'aucun des membres du jury prît la parole pour réprimander le calomniateur! pas même M. Esquirol VICE PRÉSIDENT, à qui M. Nicod adressa une pressante réclamation. Ni le lendemain, ni le jour de clôture du Concours, on ne censura l'élève qui s'était si mal conduit. Il est même probable que M. D.... lui en a su bon gré, puisqu'il s'est beaucoup occupé de le faire nommer à Strasbourg pour le dédommager d'avoir échoué à Paris. Qui pourrait prévenir le retour de pareils abus, sans la liberté de la presse?

En terminant ici ce que nous avions à dire sur l'École de Strasbourg, nous mentionnerons honorablement l'hôpital d'instruction de Lyon où se forment constamment au concours l'élite des chirurgiens de cette ville, célèbre à tant d'autres titres. Puissions-nous bientôt en dire autant des hôpitaux militaires d'instruction de Besançon, Strasbourg, Bordeaux, Toulouse et Angers, dont nous nous ferons un devoir d'instruire les jeunes docteurs, ainsi que ceux de la marine et des colonies....

CHAPITRE II.

Après avoir établi l'état actuel des Écoles de médecine françaises, il convient de rechercher dans les antécédens : 1.° si elles ont connu ou méconnu les bonnes doctrines; 2.° ce que ces Écoles ont pu opposer aux progrès que Ducamp a fait faire à la science en appliquant les mathématiques à la construction géométrique de ses instrumens.

§ I.

Vers la fin du seizième siècle et au commencement du dix-septième, Ambroise Paré, premier chirurgien d'Henri II, de Charles IX et d'Henri III, rassemble dans un même ouvrage tout ce que la science médicale possédait de mieux de son temps, et tout ce que la droiture de son âme jugea utile à l'humanité. Ce qui nous inspira le plus de vénération pour la mémoire de ce grand homme (que nous avons trop long-temps méconnu), c'est que presque tout ce que nous avions appris d'étranger à sa doctrine, et dont l'expérience nous avait déjà démontré la fausseté, se trouve aujourd'hui d'accord avec les résultats de sa propre expérience. Ainsi, ce qui est aujourd'hui une découverte pour moi, n'en serait pas une aux yeux d'Ambroise Paré, s'il vivait encore. S'ensuit-il de là que ses successeurs ont ignoré complètement tout ce qu'il avait dit de bon à conserver? Non, certainement; et il est bien plus probable que ces mêmes successeurs, jusqu'au *père Élysée*, n'ont pas eu le même bon sens, le même talent, la même sagacité ni la même dextérité que lui, puisqu'ils ont laissé rétrograder la science.

C'est à cette expérience raisonnée que les médecins devraient toujours prendre pour guide, que Paré dut l'avantage de connaître qu'il était utile d'avoir des *bandelettes* de différentes compositions, parce que toutes les maladies de l'urètre ne sont pas toutes de même nature, comme Cowper et Freind ont eu la vanité de le professer, pour éclipser la gloire de leur prédécesseur? Pourquoi nos modernes auteurs ont-ils donc eu la sottise de les copier plutôt que de rechercher minutieusement dans les cadavres, comme l'ont fait tous ceux qui ont eu le vrai désir de servir l'humanité. Pourquoi n'ont-ils pas remarqué que parmi les chaude-pisses, les unes se prolongent par un mauvais régime, un mauvais traitement, et d'autres fois par une infection intérieure qui, tôt ou tard, trompe la sécurité de beaucoup de médecins et de leurs malheureux malades? C'est ce qu'il nous reste à examiner. Une des causes qui retarderont les progrès de la médecine dans tous les temps, sera CERTAINEMENT LE DÉFAUT DE CRITIQUES DE BONNE FOI. En voici les raisons principales : Lorsqu'un trait de génie vient éclairer l'esprit d'un savant, il est impossible que dans le ravissement de son âme il ne se laisse pas emporter un peu au-delà de la vérité. Ses amis, qui sont toujours moins nombreux que les flatteurs, se taisent sur ses torts; les autres ne se donnent pas la peine de les approfondir, car pour critiquer sainement un auteur, il faut absolument le lire et le relire plusieurs fois; se bien pénétrer du plan de son ouvrage, de son but et de la manière dont il l'a atteint, ce qui exige le plus souvent un degré d'attention et de sagacité dont peu d'hommes sont susceptibles.

§ II.

Toute l'opposition que l'École de Paris a mise à la propagation de la méthode de Ducamp se réduit presqu'à rien, puisqu'à l'exception de Béclard, tous les autres professeurs ont à peine traité une douzaine de malades. M. le professeur Roux, en 1823, en a cautérisé UN. Depuis, il y a renoncé, sans m'étonner, puisqu'un élève qui l'avait vu opérer m'apprit à l'hôpital Beaujon qu'il ne cautérisait pas comme moi ; que M. Roux, après avoir mis en action le caustique, tournait constamment la tige qui le porte jusqu'à la fin de l'opération. Je me bornai à répondre : « Chacun a sa manière d'agir. » Jusqu'à présent, je crois avoir bien prouvé que M. Roux aurait bien fait de recommencer ses essais sur les principes de Ducamp. Il est vrai que ce professeur n'a jamais beaucoup approfondi les questions qu'il a voulu traiter, comme le prouvent ses erreurs sur le cathétérisme et la contractilité de l'urètre, dont il a osé nier l'existence pour accuser le peu de succès de ses confrères. Son peu de succès dans la cautérisation est d'autant plus excusable que la nature lui a refusé deux facultés essentielles au chirurgien, celle d'avoir la VUE BONNE et du BON SENS, *chose si rare, comme le disait l'évêque d'Évreux !*

III.

Si l'on ne m'a pas trompé, M. le professeur Richerand n'aurait traité que deux malades par la cautérisation : et ce qui me porterait un peu à le croire ainsi, c'est la manière dont il en parle dans son Essai sur l'Histoire des progrès récens de la Chirurgie au dix-neuvième siècle. Tout en reconnaissant les graves inconvéniens attachés à l'usage des sondes et des bougies de gomme élastique, ainsi que les récidives en quelque sorte inévitables auxquelles elles exposent, il les assimile aux bougies emplastiques dont l'action, selon lui, est toute mécanique. Mais quand même leur action serait ainsi bornée, il aurait encore raison de dire que la dilatation qu'elles effectuent est plus douce, et n'expose pas au déchirement du canal et à la formation des fausses routes. Toutefois il convient que la longueur du traitement en a fait négliger l'emploi à plusieurs chirurgiens et surtout aux malades. La vraie cause du discrédit où elles étaient tombées avant Ducamp, résidait dans la mauvaise méthode avec laquelle les chirurgiens en dirigeaient l'usage, et à la négligence qu'ils mettaient à exercer leur malade à s'en servir lui-même instantanément (1).

(1) Il n'y a qu'une exception à ce principe ; c'est le cas

M. R... convient encore qu'aucune méthode n'est plus susceptible de procurer un prompt succès, et de satisfaire le désir des malades, que l'emploi des caustiques. On a de la peine à concevoir, qu'après une déclaration aussi solennelle, il accuse les malades qui en réclament les bienfaits d'en être des *partisans aveugles*. Comment se fait-il qu'un professeur qui a déjà pratiqué aussi long-temps la médecine avec tant de sagacité, n'a pas remarqué que le bon sens et les désirs des malades naissent du peu d'efficacité des bougies? La méthode de Ducamp a trompé la plupart de ceux qui l'ont employée, parce qu'ELLE EST PLUS BRILLANTE EN THÉORIE QUE FACILE EN APPLICATION. Tout en rendant justice aux éminentes qualités de M. le professeur Richerand, il est juste de faire remarquer aux élèves en médecine que tous ceux qui se livrent trop tôt à l'enseignement avant de pratiquer, deviennent rarement habiles à opérer, et pour en fournir un exemple remarquable sans sortir de l'École de Paris, il me suffira de nommer MM. Richerand et Marjolin, tous deux professeurs

---

où le malade serait forcé de garder la chambre, ou le lit, pour une autre maladie; ou bien par des occupations sédentaires. Dans les autres circonstances, il éprouvera beaucoup moins de douleurs et autant de succès en n'employant l'instrument que deux fois par jour pendant un quart-heure, quelquefois moins, et rarement plus.

en chirurgie. M. Marjolin a été envoyé à ma place à l'hôpital Beaujon et chez un malade en ville, mais ne m'y a pas complètement remplacé dans le succès de mes opérations, ni dans la dignité qu'il aurait dû garder dans les consultations généreuses que j'y avais établies en 1815. La déférence qu'il y a pour mon ancien élève, (Thomas l'hypocrite) prouve jusqu'à quel point la terreur de l'inquisition secrète a d'empire sur les deux médecins de l'hôpital Beaujon et les mœurs de notre temps.

Dans son esquisse des progrès récens de la chirurgie, M. Richerand ne cite le nom de Ducamp que pour en parer la liste des élèves sortis de la nouvelle école. A la vérité, il fait un juste éloge de sa sonde exploratrice ; mais dans une note qui tend à altérer le sens de son propre texte, il s'applique à faire croire que Lemonier avait déjà exécuté cette sonde en 1688. Cependant, la bougie dont parle Lemonier ne pouvait pas indiquer la forme, ni la situation du canal ; elle ne pouvait que donner la distance du mal au méat urinaire et que très-mal indiquer la longueur du rétrécissement, comme nous l'avons prouvé ailleurs (Notes critiques sur les instrumens de Ducamp, 1825). Au lieu d'admirer le mécanisme du porte-caustique, il en fait la peinture la plus grotesque et la plus inexacte. La mauvaise foi est trop évidente, pour que nous ne la rapportions pas au dépit de n'avoir su en tirer un bon parti; car il n'est pas juste de la part d'un historien d'appeler sonde droite une sonde de gomme élastique, traversée dans sa longueur par une bougie flexible et tout à la fois élastique. La préférence qu'il accorde à la sonde de Hunter, qu'il confond avec les bougies de Home, pour en faire honneur aux praticiens français au détriment de Ducamp, est aussi injuste qu'elle est absurde. Ce qu'il dit sur la perforation latérale des parois de l'urètre le serait encore davantage, si, dans la multitude de médecins, il n'y en avait pas un si grand nombre qui manquent de bon sens. Mais pour tout homme judicieux, le porte-caustique de Ducamp sera toujours, par sa flexibilité et par le mécanisme qu'on peut lui faire exécuter, le plus précieux de tous les instrumens inventés jusqu'à ce jour pour cautériser dans l'urètre (1). C'est encore très-mal à propos que M. R... invo-

---

(1) En changeant son mécanisme on ne ferait que le gâter. Je me suis constamment servi du premier (*V.* 1.re édit. D... Paris, 1822) et du second (*V.* 2.e édit. et suiv...) Je préfère ce dernier pour la portion membraneuse, prostatique, du canal et surtout pour le col de la vessie. Le premier porte-caustique que je fis fabriquer, présente une modification dans les formes sans altérer le mécanisme (*V.* tom. 1.er, pl. 1.re); aussi obtint-elle l'approbation de Ducamp, qui me l'exprima ainsi : « Il peut servir, mais servez-vous aussi du mien. »

que l'autorité du docteur Aumont pour décider des cas dans lesquels il convient d'appliquer la cautérisation avec les instrumens de Ducamp, puisque Aumont, long-temps avant sa mort, y avait presque entièrement renoncé et ne se servait plus que de la canule de Hunter. Je ne connais pas de chirurgien qui ait commis une plus grande inconséquence avec l'instrument de Ducamp.

Quelqu'un de ses amis m'ayant généreusement attribué cette imprudence, je dois la vérité au MORT et à ma réputation. Je vais rétablir le fait :

En 1823, Aumont, chirurgien en chef de la maison militaire du Roi, ayant dilaté le canal d'un garde-du-corps, mit de la jactance à prouver à ses amis que le succès était complet. Il prit le porte-caustique (sans être chargé), le promena dans l'urètre avec assez de vivacité et d'irréflexion pour dévisser la capsule de l'extrémité de l'instrument et lui faire abandonner la tige principale qu'elle complète. Il faut surtout remarquer : 1.° qu'il a fallu exécuter quatre ou cinq tours en sens inverse du pas de vis, pour obtenir ce résultat (à moins d'une circonstance particulière qui se trouvera relatée dans mon chapitre *des Fausses-Routes*), 2.° qu'il ait manqué absolument de présence d'esprit et de dextérité pour ne l'avoir pas extraite au même instant, en la revissant sur sa [illegible], chose faisable dans toutes les régions du canal ; mais d'autant plus facile qu'elle n'était pas dans la courbure de l'urètre ; 3.° qu'au lieu de la saisir dans une minute avec la pince de Hunter, il a si mal employé cet instrument, qu'à plusieurs reprises il a pincé, déchiré et fait saigner la membrane de l'urètre ; qu'outre les douleurs inévitables d'un pareil travail pendant près d'une heure, il est survenu une inflammation douloureuse qui a duré 4 à 5 jours, pendant lesquels on peut se figurer les transes du malade ; 4.° que la plus grande inconséquence est de n'avoir pas fixé le corps étranger en faisant comprimer l'urètre au périné, avant de l'avoir enfoncé avec la pince qui devait le retirer à la première tentative.

Lorsque je l'employai pour extraire de l'urètre un petit calcul, chez un enfant de 3 ans, ou sur un enfant âgé seulement de 16 mois, ou bien encore sur un adulte, pour un fragment de sonde incrusté et pourrie dans l'urètre, jamais l'opération ne dura deux minutes. Aussi, je ne blâmai jamais Aumont d'avoir causé un accident si grave, mais bien de n'avoir pas su y remédier comme un chirurgien en chef doit être en état de le faire. A la vérité, ses succès n'ont jamais répondu à ses prétentions. Ainsi, M. Richerand a eu grand tort de ne pas isoler mon nom de ceux qui se sont disputés la succession du docteur Ducamp; car je leur fus toujours étranger et par mes connaissances et par mes mœurs. Les seuls individus qu'il eût pu signaler au mépris public, ce sont : Pasquier fils, élève en chirurgie ou aide-major aux Invalides (1); et le jeune Descot, déjà compté au nombre des malades de Ducamp à l'époque de sa mort, mais qui n'en reçut jamais d'autre leçon que celle de la douleur. Néanmoins, Descot fut aussi favorisé par la QUOTIDIENNE que P... l'avait été par le journal de Paris. Le 2 avril 1823, et à la même heure, ces deux trompettes mercenaires

(1) Le jour de la mort de Ducamp, son domestique crut devoir me prévenir que Pasquier fils était venu lui faire la proposition de lui adresser les malades du défunt. Dans le discours que je prononcai sur sa tombe, je fis une allusion qui eût dû rendre P... plus circonspect... Il avait déjà répandu son or sur le *Journal de Paris !* Le lendemain ce journal annonça la mort de l'homme probe ; mais qu'il restait l'intrigant P... pour consoler la Société de la perte d'un si grand talent. Il est probable que le journaliste ignorait que quinze jours avant sa mort, Ducamp disait en ma présence et au milieu de sa famille : « On n'est pas plus maladroit que Pasquier fils. » Il serait encore vrai de dire : que si les fautes n'étaient pas personnelles, le fils aurait déshonoré le nom de son père en lui prenant le titre de chirurgien en second des Invalides, pour en imposer davantage au public.

proclamèrent les favoris de Mercure. Telle est la moralité du rédacteur de cette gazette, qu'il ne remplit jamais la promesse qu'il fit d'insérer dans sa feuille la dénégation de madame veuve Ducamp. Mais s'il fallut dix jours d'instances auprès du journal de Paris pour obtenir justice contre un intrigant, n'est-il pas bien prouvé qu'on a payé bien cher l'insertion que l'on avait *préparée avant l'enterrement de Ducamp!* O temps! ô mœurs! l'histoire en fera justice.

§. IV.

Il est une autre erreur de M. le professeur Richerand, que nous ne devons pas passer sous silence : c'est celle qui le porte à attribuer la fréquence des abcès urineux à l'abus des caustiques. Je proteste, pour mon compte, contre cette assertion, et le défie de m'en prouver un seul exemple qui m'appartienne. Au contraire, je lui fournirai plusieurs preuves que J'EN AI GUÉRI PLUSIEURS PAR LA CAUTÉRISATION, SANS AVOIR BESOIN DE SONDES DE GOMME ÉLASTIQUE A DEMEURE, QUOIQU'IL les juge *indispensables* à la guérison des fistules urinaires; *Voy.* obs. 35.e, 36.e et 40.e, qu'à juste titre on peut considérer comme le NEC PLUS ULTRA de ce genre.

§. V.

Puisque les auteurs qui ont précédé le seizième siècle se sont bornés à opposer des astringens et des cathérétiques aux carnosités de l'urètre, et qu'Ambroise Paré est le premier qui ait conçu l'idée d'une canule propre à appliquer des caustiques avec le moins de danger possible, il est donc vrai de dire que la méthode de ce grand chirurgien, publiée en 1616, donna naissance à celle de Wiseman, chirurgien anglais, qui ne parut qu'en 1686. Ducamp a donc été induit en erreur quand il a attribué l'honneur de la priorité à Wiseman; ainsi que M. Richerand qui la donne à Lemonier, quoique ce dernier n'ait écrit que deux ans après l'auteur anglais, c'est-à-dire en 1688. Il est plus que probable que celle de Roncalli (en 1720), découlait de la même source, ainsi que celle de Hunter, altérée après lui, par son neveu Éverard Home; mais légèrement perfectionnée par le docteur Petit, en 1817. Tout en reconnaissant que la méthode de Ducamp ne pût pas avoir une autre origine, nous pouvons affirmer avec raison qu'il la rapprocha immensément de la perfection en appliquant les mathématiques à la construction géométrique de ses instrumens!

C'est ce qui nous reste à prouver :

En les passant en revue dans l'ordre où ils doivent être employés, nous ferons connaître la manière de s'en servir, leurs avantages et leurs inconvéniens.

§. VI.

La sonde exploratrice, telle que Ducamp l'a décrite, avait principalement pour but de préciser, non-seulement la distance d'un retrécissement de l'urètre au méat urinaire, mais encore la situation de l'embouchure du canal dans ce retrécissement. Ces deux indications étaient également utiles, soit pour soulager le malade affecté d'une rétention d'urine par inflammation aiguë, au moyen d'une bougie fine dirigée par un conducteur, soit pour y introduire le cylindre de son porte-caustique dans l'intention de cautériser les végétations produites accidentellement dans ce canal par une inflammation chronique, ou par une aberration de nutrition.

L'idée de cette sonde peut avoir apparu au génie de Paré, à l'esprit de Lemonier, de Roncalli, etc., mais aucun d'eux n'en a donné la description. Les auteurs modernes n'en présentent pas la moindre idée et ne parlent que d'une bougie emplastique *dirigée au-delà du retrécissement*, comme le dit clairement Lemonier, pages 84 et 85, en parlant spécialement des EXCROISSANCES MOLLES ET BAVEUSES, qu'il conseille, à l'exemple de Paré, de *forcer et froisser* par l'introduction d'une verge de plomb ou d'une sonde, malgré la résistance desquelles *il faut la faire passer au-delà* : cette circonstance étant *presque toujours impossible*, elle prouve déjà que ce n'est pas là la sonde exploratrice de Ducamp. Ce qu'ajoute LEMONIER tend encore à éloigner l'idée de M. Richerand : « Si l'on a le bonheur de réussir, dit-il, » il faut pousser *en sa place* UNE BOUGIE faite avec » une mèche assez forte et de la cire ». N'est-ce pas là la CANDELETTE de Paré (diminutif du mot chandelle), représentant toutes les bougies emplastiques de notre temps. En effet, toutes ces bougies peuvent donner quelques renseignemens importans, mais ne peuvent pas indiquer la situation de l'embouchure du rétrécissement, comme le fait constamment la sonde exploratrice de Ducamp. Ainsi, quoi qu'en disent nos contemporains, CE TRAIT DE GÉNIE QUI FIT INVENTER LA VRAIE SONDE EXPLORATRICE de l'urètre appartient A DUCAMP ! Le premier il en a donné la description facile à imiter : le premier aussi, il en a professé l'application avec le plus heureux succès, dans un temps où les bonnes idées de Paré et de Lemonier étaient bannies de nos Écoles et de tous nos auteurs modernes?

Que de tentatives ne lui fallut-il pas pour que sa construction réunisse la solidité à la mollesse qu'exigeaient des parties d'une extrême sensibilité, pour que sa mollesse s'accommodât avec la prudence que le chirurgien doit mettre dans toutes ses opérations? Sans doute, cette dernière qualité ne s'obtint qu'avec peine; car, outre qu'il dut commencer par en faire de trop dures, il sera encore utile de faire remarquer qu'il finit aussi par en faire de trop molles, puisqu'il eut la candeur d'avouer de lui-même qu'il lui arrivait cinq à six fois dans une année de laisser un morceau de cire dans le retrécissement. L'expérience que j'en ai faite en présence du docteur Barthomeux (*Voy.* obs. 22.e), prouve que la sonde exploratrice peut indiquer la situation du canal, réduit à un tiers de ligne de diamètre, sans se rompre. Mais je dois avouer aussi que (peut-être cent fois), je l'ai trouvé de même diamètre, sans obtenir une aussi longue pointe. Il est bon que le lecteur en connaisse les raisons.

Comme à ce degré d'étroitesse de l'urètre, il serait dangereux de boucher un aussi petit passage avec de la cire, puisqu'on ne pourrait introduire convenablement le cylindre du porte-caustique, la prudence commande de ne pas laisser séjourner la sonde exploratrice, assez long-temps pour que la cire se ramollisse au point de se rompre ; accident que j'eus le bonheur d'éviter en présence du docteur B...., et que j'ai toujours évité dans la suite, en PRESSANT TRÈS-LÉGÈREMENT la sonde pendant que l'empreinte se forme.

L'étude et mes réflexions m'ont appris qu'il faut éviter soigneusement de tailler le pinceau de soie *transversalement* à sa pointe, comme Ducamp semble l'indiquer, et comme son fabricant l'exécute encore trop souvent. Il convient beaucoup mieux de tailler les brins de soie en forme de cône alongé, afin qu'il en reste toujours quelques brins dans la pointe avec l'emplâtre qui doit les réunir. Dans le cas contraire l'emplâtre ramolli passerait seul dans l'espèce de filière, où l'engagerait d'ailleurs une pression trop forte, et dès qu'on retirerait la sonde, sa pointe resterait dans l'obstacle. On conçoit facilement que ce petit perfectionnement était réservé à l'expérience ; mais nous en ferons connaître de plus importans. La grande utilité et la nécessité de donner à la masse emplastique qui termine la sonde exploratrice, une longueur plus grande que celle que l'auteur lui assignait, nous mènera graduellement aux plus importans résultats. D'abord elle nous fera mieux apprécier la partie antérieure du rétrécissement ; puis elle nous indiquera facilement de ne pas abuser de la cautérisation dans les affections des vésicules séminales (*Voy.* obs. B. 𝔑 de V.) : elle nous apprendra à mieux distinguer les différentes excroissances, verrues, carnosités polypeuses, brides lamelleuses, filiformes ou encore capillaires. Mais la plus importante de toutes ces notions sera, sans contredit, celle qui nous apprend à distinguer les fausses routes de différentes espèces, car il nous a été démontré jusqu'à l'évidence, que Ducamp s'était fourvoyé, avant nous, chez un malade qui s'en était pratiqué une avec des bougies de gomme élastique coniques (*Voy.* ch. VIII et IX, fausses-routes, récidives, tom. II).

La sonde exploratrice, ainsi perfectionnée, pourra aussi indiquer les tumeurs fongueuses implantées sur le col de la vessie, lors même qu'une sonde de trois lignes de diamètre passerait facilement dans ce viscère. Nous ne taririons pas si nous voulions développer tous les avantages qu'elle procurera aux médecins et particulièrement aux malades, en préservant les uns et les autres d'un grand nombre d'erreurs funestes. En attendant que le Roi nous autorise à les développer dans un Cours public, nous invitons le lecteur à méditer Ducamp, et à ajouter foi à nos observations

§. VII.

Mesure des rétrécissemens. L'espèce de compas

que Ducamp avait imaginé pour mesurer les rétrécissemens de l'urètre est véritablement moins important qu'il l'avait cru d'abord. Je regrette de n'avoir pas pu m'en expliquer avec lui. La description qu'il en fait et l'explication qu'il en a donnée d'après la planche III, paraissent aussi admirables qu'étonnantes; mais ce qui n'étonnera pas moins le lecteur, c'est que son usage est souvent impossible, dangereux et douloureux, sans être absolument nécessaire. Qu'on se souvienne un instant que les engorgemens simples de la membrane muqueuse de l'urètre présentent des inégalités; que la canule d'une ligne qui entre dans la composition de cet instrument est d'ailleurs traversée dans toute sa longueur par un stylet d'acier trempé, qui lui donne de la roideur; et qu'on ne perde pas de vue les courbures naturelles et accidentelles du canal de l'urètre; l'on reconnaîtra bientôt que les renseignemens fournis par cette espèce de compas peuvent être très-inexacts, si ce n'est dans les cas d'un seul rétrécissement. La bougie enduite de cire ne mérite pas plus de confiance quand on ne veut pas en faire un objet de charlatanisme : car si la partie antérieure d'un rétrécissement se trouve la plus étroite, comme on l'observe souvent, il arrivera que, pendant la pression qui enfoncera la bougie, le bourrelet de ce passage refoulera toute la cire qui excédera son diamètre. Ainsi, toute la longueur de la bougie qui aura dépassé l'endroit le plus étroit sera du même diamètre et par conséquent ne pourra pas servir à faire apprécier exactement l'étendue d'un rétrécissement, excepté encore le cas où il n'y en aurait qu'un seul.

Ce défaut de renseignemens exacts n'est point aussi important qu'on pourrait le croire au premier aperçu. En voici les raisons : 1.° quand on connaîtrait parfaitement toute l'étendue d'un obstacle de l'urètre, il serait imprudent de l'attaquer tout à la fois ; 2.° en portant d'abord l'agent de destruction, sur la partie la plus rétrécie, la partie dissoute par les fluides de l'urètre, et qui n'est point encore combinée avec les carnosités, pouvant encore agir comme résolutif sur les parties engorgées antérieurement au point cautérisé, il n'y a aucun danger, ni inconvénient, à pratiquer les premières cautérisations avec le petit porte-caustique de Ducamp (*V.* première édit.) ou avec un autre plus petit encore, comme il le fit sur ses premiers malades. Néanmoins, c'est ici le cas de rappeler que plus cet auteur acquit d'expérience, plus il augmenta le diamètre de son porte-caustique. (*Voyez* deuxième et troisième éditions de son *Traité.*)

§ VIII.

Le porte-caustique de Ducamp, quoi qu'on en ait dit jusqu'à ce jour, sera un de ses plus beaux titres à la gloire. Son mécanisme ne peut être changé sans y nuire. La seule modification que je jugeai nécessaire *dans la longueur de sa partie métallique*, fut approuvée par lui avant que je lui eusse communiqué la raison principale qui m'avait porté à la faire. La voici :

Presque toutes les fois que je fus appelé pour remédier à une rétention d'urine que d'autres médecins avaient tenté envain de surmonter par la sonde, je reconnus que leur insuccès provenait moins de leur peu de connaissances médicales, que de la mauvaise courbure de leur sonde. Ce défaut consiste en ce que les quinze dernières lignes de la sonde ne se trouvaient pas courbées de manière à s'adapter convenablement à la partie postérieure de l'urètre qui remonte en arrière pour rejoindre le col de la vessie (1). D'après

(1) Dans les descriptions anatomiques on doit considérer la position verticale de l'homme, comme la base de tous les rapports que les divers organes ont entre eux. Ainsi tous les auteurs exacts indiquent que la portion prostatique ou postérieure de l'urètre remonte d'avant en arrière vers le col de la vessie, il s'ensuit que pour être d'une facile introduction, les instrumens qui doivent pénétrer dans la vessie de l'homme

cela, n'a-t-on pas lieu d'expliquer pourquoi les chirurgiens allemands ne se sont pas empressés à essayer le brise-pierre que M. Gruithuisen, médecin bavarois, fit connaître en 1813, et pourquoi M. Civiale, en voulant abuser de l'instrument de Leroy, en l'appliquant à tous les malades qu'il est parvenu à séduire, en a fait périr un plus grand nombre qu'il n'a fait constater de guérisons par des chirurgiens dont les noms puissent faire autorité. Cette disposition de l'urètre, dans sa partie postérieure, ainsi qu'une autre courbure qui commence au-devant du bulbe et se prolonge jusqu'au-dessous de l'arcade du pubis, rendent presqu'impossible l'introduction dans la vessie

---

et particulièrement les sondes métalliques, *doivent être courbées principalement vers leur pointe* AVEC LE PLUS GRAND SOIN. Espérons que nous ne tarderons pas à voir les médecins et chirurgiens des Bureaux de charité de chaque arrondissement de Paris, chargés également de l'inspection des officines de pharmacie, des magasins de droguistes, herboristes, et des fabricants d'instrumens destinés aux hommes. Plus à même de connaître plus promptement les abus de leurs quartiers respectifs que les professeurs des Écoles de médecine et de pharmacie, qui ont fait ce service jusqu'à présent, il résulterait de cette organisation deux grands biens : l'un pour les malades de Paris ; l'autre, pour les professeurs en médecine, *qui auraient plus de temps pour mieux remplir les devoirs de l'enseignement.*

d'un instrument droit, ayant exactement le diamètre du canal. Pour y faire parvenir cet instrument, on est généralement obligé de dilater l'urètre au-delà de son diamètre naturel, phénomène facile et peu grave chez la femme, mais des plus importans et des plus périlleux chez l'homme. En effet, la pratique fournit bien des exemples d'inflammation grave du canal, du col de la vessie, des testicules et des cordons spermatiques, d'escarrhes gangréneuses de l'urètre et d'abcès au périnée par le séjour prolongé des corps dilatans dans l'urètre. Voilà pourquoi les malades que M. Civiale a voulu dilater au-delà de leur type naturel, ont éprouvé, soit des douleurs INSUPPORTABLES comme chez un maire de Paris, soit assez graves pour le forcer de renoncer à ses opérations, et de recourir aux procédés ordinaires, soit assez funestes pour entraîner la mort après sept ou huit opérations d'une demi-heure (quoi qu'en dise l'historien des progrès de la chirurgie). En effet, M. B..., demeurant rue Saint-Victor, n.° 76, avait supporté avec courage sept opérations aussi longues, et se trouvait dans une disposition morale des plus favorables, lorsque je l'encourageai à conserver la même résignation. Cependant il succomba aux accidens inflammatoires qui suivirent la huitième (*V*. ob. 38, chap. II), et le calcul était bien loin d'être détruit, COMME LE PROUVA L'AUTOPSIE.

§ IX.

Je rapporterai encore une autre preuve du danger de dilater l'urètre outre mesure par un instrument droit. En 1824, dans le dessein de favoriser la sortie de petits graviers contenus dans la vessie d'un jeune malade, je lui introduisis avec la précaution convenable et une facilité qui m'étonna dans un individu d'une stature moyenne et chétive, mon dilatateur en argent massif, de trois lignes et demie de diamètre. Je le fis séjourner pendant une demi-heure chaque jour, jusqu'à ce que ce malade ne rendît plus de sable rouge, ni de petits graviers. Ce traitement dura environ trois semaines. Comme il restait dans la vessie un petit calcul que je délogeai un jour du col de ce viscère, je commandai un instrument propre à le retirer par l'urètre ; mais le fabricant manqua à sa parole. Ennuyé d'attendre, je voulus profiter de l'instrument gravé par M. Leroy, pl. III, fig. 3, pour extraire le corps étranger. Mais outre la douleur qu'il occasionna dans la première courbure de l'urètre, il en procura une si pénible quand il fut parvenu à la seconde, que je me crus obligé de le retirer à l'instant. Puisque le bout se trouva teint de sang, je restai convaincu que le malade y ayant mis tout le courage possible, et moi la même légèreté, la même dextérité, que pour introduire *mon dilatateur de* MÊME DIAMÈTRE, les instrumens parfaitement droits ne pouvaient parcourir l'urètre jusqu'à la vessie sans une douleur plus ou moins nuisible. Cependant on pratique cette opération! Oui, certainement. Mais, comment? Nous l'ignorons encore.

Si, après la pompeuse annonce du brise-pierre, les commissaires nommés pour le juger et le faire apprécier au monde médical, s'étaient plus occupés de l'humanité que de l'orgueil national, leur rapport aurait établi, dès 1818, 1.° l'antériorité de l'invention; 2.° les droits de M. Leroy à l'estime publique; 3.° les droits plus douteux de M. Civiale; 4.° le nombre exact des tentatives infructueuses pour dilater l'urètre convenablement; celui des succès; celui non moins important des insuccès, et enfin celui des morts. Rien de tout cela n'a été fait à temps convenable. Dans le désordre des passions, tout a été confondu. Le charlatanisme s'est emparé de la trompette de la renommée, et peu s'en est fallu qu'Apollon s'y fût mépris (1).

Certainement la sonde droite n'est pas de nouvelle invention. Le peu de détails qu'Albucasis

(1) Le silence de MM. les Commissaires a valu à M. C... une mention honorable de la part de l'institut de France dans sa séance du 30 mai 1825.

donne sur la manière de l'introduire, en confirment cependant la possibilité ; et nous L'AVONS VU METTRE A EXÉCUTION par M. Civiale, de manière à rapprocher trois fois de suite (dans le même instant), la sonde du ventre du malade, avant de pouvoir lui faire franchir la courbure postérieure de l'urètre. « *Catheterem in urethram leniter immittas donec ad urethræ radicem pervenerit : tum caput virgæ sursum versus umbilicum flecte ; tum catheterem trudas introrsum donec intraverit, et prope sedem pervenerit ; et tunc inferne virgam vertas, et catheterem in illâ : tum trudas illum donec in vesicam advenerit, sentieritque infirmus illum jam in locum vacuum pervenisse.* »

Ainsi, autrefois comme aujourd'hui, soit que l'on employe une sonde droite ou une sonde courbe, on est obligé d'approcher du ventre la main qui dirige l'extrémité opposée à la pointe, afin d'engager plus facilement cette dernière partie au-dessous de l'arcade du pubis, et la faire arriver au-delà de la première courbure de l'urètre. Mais pour que la pointe d'une sonde droite parvienne un peu facilement dans la vessie, il faut qu'elle ait une forme olivaire; et que la laxité des attaches de la verge au pubis permette à l'urètre de se laisser déprimer par le corps de la sonde ; ce qui n'est supportable que dans un bien petit nombre d'individus.

L'esprit versatile qui dominera toujours les Écoles de Médecine tant que des professeurs éclairés et justes ne s'occuperont pas de critiquer les productions que le charlatanisme enfante chaque jour, la société restera infectée des fausses doctrines que la barbarie a, dans tous les temps, mélangées aux sciences pour mieux asservir les hommes. Aussi combien ne mérite pas d'attention de la part des savans et de nos législateurs, la marche rétrograde que, depuis quelque temps, l'on cherche à imprimer à l'École de Paris et à l'Académie de Médecine.

§. X.

Je me résume et prétends que les porte-caustiques de Ducamp, ayant dix lignes et demie de partie métallique droite, n'en sont pas moins applicables à toutes les parties de l'urètre et même au col de la vessie, pour lequel, néanmoins, je recommande particulièrement le plus gros; que la modification que j'y ai faite sera la plus convenable sous le double rapport de l'utilité et de la modicité du prix; que toute la canule et le stylet qui la parcourt étant flexibles et élastiques, l'instrument peut parcourir et s'adapter parfaitement à toutes les courbures naturelles et accidentelles de l'urètre, comme ma pratique le prouve autant que celle de l'inventeur. Que le stylet dont parle M. R..., n'est point un perfectionnement, puisqu'il ôte au porte-caustique une partie de sa flexibilité et le rend moins propre à être graduellement tourné sur les côtés et par conséquent à cautériser régulièrement, suivant l'indication d'une empreinte bien interpretée.

§. XI.

L'interprétation des différentes formes que peut prendre la sonde exploratrice me paraît être la chose la plus difficile à bien imiter par la gravure; c'est pourquoi je préfère les bien décrire dans mes observations, afin que ceux qui en rencontreront de pareilles, emploient avec un égal succès les mêmes moyens que moi. J'en possède une très-nombreuse collection qui serviront dans mes cours particuliers, à apprécier les difficultés de la cautérisation et à les surmonter toutes.

C'est le cas de parler de la manière de mesurer l'urètre et la distance à laquelle on doit appliquer le caustique. Les auteurs ne sont d'accord que du plus au moins sur la longueur de l'urètre chez l'homme, par une raison choquante; c'est qu'aucun d'eux n'a indiqué positivement la manière d'étendre la verge. Cet organe si important, véritable Protée, est encore mal connu par certains anatomistes et même des physiologistes de nos Écoles actuelles. Cependant les anciens connaissaient déjà la contractilité de l'urètre, sa susceptibilité d'être affecté de spasme ou de resserrement spasmodique. Plusieurs auteurs, et surtout les vrais praticiens, n'en doutent pas; mais ils sont bien éloignés de regarder cette susceptibilité de l'urètre comme une cause constante et générale des rétrécissemens de ce canal, comme Home l'a prétendu, et ils sont aussi étonnés qu'un élève de Bichat, un professeur d'anatomie et de physiologie, ait osé nier le spasme de l'urètre, en rejetant sur la maladresse des médecins, les difficultés du cathétérisme provenant de la contractilité morbifique de ce canal excréteur. Cependant je dois convenir que j'en ai rencontré un exemple dans lequel la cautérisation a été insuffisante, quoiqu'elle eût détruit la plupart des carnosités polypeuses qui existaient dans le canal de l'urètre. La douleur que causait la sonde provoquait une demi-érection fort incommode. Dans d'autres individus, j'ai vu huit à dix fois la surface du gland se froncer autour du méat urinaire, comme la peau de l'angle externe de l'œil pendant une forte occlusion des paupières. Je viens d'observer le même phénomène sur un homme à demi-paralysé, dont le méat urinaire paraît n'avoir *qu'une ligne de diamètre au moindre contact*, mais qui laisse passer au même instant une sonde de 2 lignes et demie de diamètre. Celui-ci, comme presque tous les autres hommes, était doué d'un resserrement naturel de l'urètre, de 3 pouces et demi à 4 pouces, ainsi qu'entre 5 pouces (1) et 5 pouces 6 lignes.

Il est encore une autre portion de l'urètre qui paraît, chez un petit nombre d'individus, offrir une contraction momentanée entre 6 pouces et 6 pouces 6 lignes. Ces cas là sont rares à la vérité ; mais si les méprises sont possibles, il sera nécessaire de choisir son opérateur parmi les hommes judicieux et de mœurs irréprochables, parce que le charlatanisme, en pareil cas, n'est pas moins dangereux que l'ignorance et la présomption. Aussi n'admettrons nous à nos leçons particulières que ceux qui mériteront toute l'estime publique.

Le premier pas à faire dans le perfectionnement de l'opération qui nous occupe, c'est de bien mesurer la distance du méat urinaire à l'obstacle que l'on a à détruire. Certains chirurgiens se contentent de prendre leur mesure dans l'état de repos et de raccourcissement de la verge.

---

(1) Ces deux derniers dépendent le plus souvent d'une organisation que les anatomistes devront étudier avec le microscope ; car il peut causer des illusions graves, en portant des médecins inexpérimentés à cautériser une partie saine. *V.* les différentes Séries d'observations. T. I, t. II.

Mais pour peu que l'on ait pratiqué, l'on s'apercevra bientôt que l'âge du malade, le degré d'intensité de ses douleurs, son irritabilité naturelle sont autant de causes qui font varier le raccourcissement de la verge et rendent cette mesure peu exacte. Elle a l'inconvénient fâcheux de porter à cautériser le col de la vessie involontairement, comme il arriva au professeur L...., parce qu'il croyait cautériser à 6 pouces et demi, la verge ayant perdu deux pouces au-dessous de son plus bas périgée. Il en résulta qu'il cautérisa EFFECTIVEMENT à 8 pouces, où se trouve le col de la vessie chez le plus grand nombre d'hommes.

En mesurant l'urètre, l'homme étant debout, comme le pratiquait Ducamp (1), l'opérateur est naturellement enclin à diriger la verge vers le ventre. Si dans cette position il fait une traction médiocre, aussitôt la verge lui paraîtra plus longue de neuf à onze lignes au-dessus du terme que nous fixerons tout à l'heure ; et il trouvera huit pouces et demi, même neuf pouces à l'urètre d'un homme qui l'aurait du terme moyen que nous venons d'établir.

Ainsi, après une étude approfondie, ces

---

(1) Cette manière n'est pas la meilleure, quoiqu'il en ait dit. Il se l'était probablement rendue familière à cause de l'oppression qu'il supporta sans doute long-temps sans se plaindre.

deux manières me paraissent presque également vicieuses.

§ XII.

Celle qui mérite le mieux de servir de base pour l'avenir est celle que l'on trouve en faisant coucher le malade sur le dos, et tirant la verge à angle droit avec le corps, assez fort pour lui donner toute l'extension possible, sans douleur. Elle m'a paru tellement préférable aux deux autres, que j'ai aussi pratiquées, que je puis faire constater par un assez grand nombre de malades, que j'ai le droit de me flatter de cautériser une ligne d'étendue, même au-delà de la courbure de l'urètre.

L'essentiel pour bien cautériser est donc de bien prendre sa mesure, soit avec la sonde exploratrice, soit avec le porte-caustique. Il convient de se servir d'un pied de roi ou de toute autre mesure familière, POURVU QU'ON PRENNE LES MÊMES PRÉCAUTIONS AVEC L'UN ET L'AUTRE INSTRUMENS. Les numéros que Ducamp avait conseillés sur sa sonde exploratrice ne peuvent servir que de renseignement approximatif, puisque l'emplâtre peut être refoulé plus ou moins et faire varier la mesure. D'un autre côté, il est essentiel que cette sonde soit proportionnée avec le porte-caustique qui doit être employé, parce qu'autrement il ne pourrait pas atteindre le lieu choisi pour cautériser.

§ XIII.

Le PORTE-CAUSTIQUE peut aussi se passer de numéros : il n'en portait aucun à la mort de Ducamp; preuve qu'il le dirigeait d'après sa sonde exploratrice, ou qu'il avait déjà reconnu comme moi qu'il vaut mieux se servir d'une mesure fixe sur laquelle on applique soigneusement les instrumens, soit après avoir retiré la sonde du canal, soit avant d'y introduire le porte-caustique.

On conçoit aisement que pour opérer avec la précision convenable en pareil cas, il faut mettre le plus grand soin à bien fixer entre ses doigts l'instrument et la partie sur laquelle on opère : que la direction du caustique doit être fixée primitivement sur la partie la plus affectée, afin de suivre ponctuellement le principe de l'inventeur de *détruire le retrécissement avec le moins de caustique possible.*

Après toutes ces explications et celles que la sagacité du lecteur déduira de son instruction, que pourrions ajouter sur la sotte prétention de cet orfèvre qui s'enorgueillit de s'être réuni à l'intrigant Pasquier pour perfectionner les instrumens de Ducamp. Au lieu de le perfectionner, ces deux intrigans l'ont rendu moins commode en le compliquant sans nécessité, et moins sûr en lui ôtant la précision, la fixité de deux mouvemens bornés par les rainures de son intérieur.

§ XIV.

Les dilatateurs de Ducamp sont de deux espèces. L'un se compose d'un tube de boyaux gonflé dans l'urètre au moyen d'une seringue qui le dilate avec de l'air et de l'eau; l'autre n'est autre chose qu'une bougie emplastique composée de cire jaune et d'une bande de toile fine, taillée de manière à former un ventre à un pouce et demi, où à deux pouces de sa pointe.

Cette pointe aura toujours une ligne et demie, tandis que l'autre extremité, qui doit rester près du méat ne doit avoir que deux lignes (1). Ce renflement doit être gradué depuis deux lignes et demie de diamètre jusqu'à quatre lignes, *minimum* et *maximum* du canal de l'urètre. L'idée du premier dilatateur doit être rapportée à Desault, et celle du perfectionnement à la mauvaise construction du dilatateur d'Arnott; mais on peut affirmer qu'il ne ressemble plus à son

(1) Cette règle est importante pour ne point fatiguer le méat urinaire pendant la dilatation ; mais pour donner plus de solidité à cette partie de la bougie, on insère une corde à boyaux jusqu'à son ventre, en la confectionnant.

modèle. Quoi qu'il en soit de la perfection admirable où Ducamp l'a porté, l'on peut aussi dire : qu'il ne remplit pas toujours le but de l'inventeur, puisqu'avant sa mort il semblerait l'avoir borné aux seuls cas où le méat urinaire avait moins de deux lignes et demie. En effet, dans cette circonstance, l'ouverture ne pouvant pas admettre sa plus petite *bougie-à-ventre*, de même diamètre, et le reste du canal conservant trois lignes et même plus de diamètre, il deviendra indispensable, à moins que le malade ne lui préfère l'incision. Cette disposition, quoique rare, se rencontrant quelquefois, ce dilatateur doit être conservé dans la pratique, ne fût-ce que pour l'honneur de la chirurgie française : car je le répète, tenant entre les mains *celui dont M. Arnott m'a fait présent*, je ne puis m'empêcher de regarder Ducamp comme l'inventeur. La grotesque structure de celui d'Arnott le rend d'ailleurs repoussant, quand on sait que son auteur le propose pour guérir SEUL les rétrécissemens de l'urètre. A peine pourrait-on l'admettre dans les convalescences.

§. XV.

La BOUGIE A VENTRE, *deuxième dilatateur* de Ducamp, est une conception des plus heureuse de cet auteur, puisqu'elle prévient et abrège beaucoup de douleurs aux malades. Ducamp finit par la préférer à son premier dilatateur. En effet, son action est plus sûre, plus appréciable surtout et bien plus commode. Le malade peut l'employer avec les modifications que lui prescrit le chirurgien, et terminer lui-même sa convalescence....

Les bougies-à-ventre préparées par Petit-Colin, sont bien préférables à celles des contrefacteurs de Paris, qui n'observent pas les proportions convenables, et employent, pour les fabriquer, un tissu grossier qui leur ôte une grande partie de leur efficacité.

§. XVI.

Celles que je fis fabriquer en argent, pour un malade que m'adressa Ducamp (obs. P. de R..) , conviennent à ceux qui doivent voyager dans les pays chauds, ou qui auraient à traiter des rétrécissemens compliqués de déviation du canal par des fistules urinaires, ou par une hernie, ou bien encore par une fausse-route qui n'aurait pu être complètement guérie. J'en ai fait fabriquer en étain pour les malades moins fortunés. C'est aussi dans cette vue bienfaisante que j'ai encouragé la fabrication de celles de gomme-élastique. Tous les essais en ce genre n'ont pas également réussi (1). Quelque perfectionnées qu'elles puissent devenir, elles devront toujours être réservées pour la fin du traitement et la convalescence : celles de cire étant plus douces pour le malade tant qu'il conserve de l'irritation dans l'urètre.

Mais si le malade peut être conduit ainsi doucement jusqu'à sa parfaite guérison, qu'a donc opposé l'École de Paris aux puissans moyens de guérir, *tutò, citò, ac jucundè*, que Ducamp a fournis à la Chirurgie ?..... Rien : si ce n'est de l'envie, du dépit et de la routine.

O Charles X, ô mon Roi ! ô Dauphin !
O Législateurs ! Où allons-nous ?.........

(*Le* 6 *février* 1826.)

FIN.

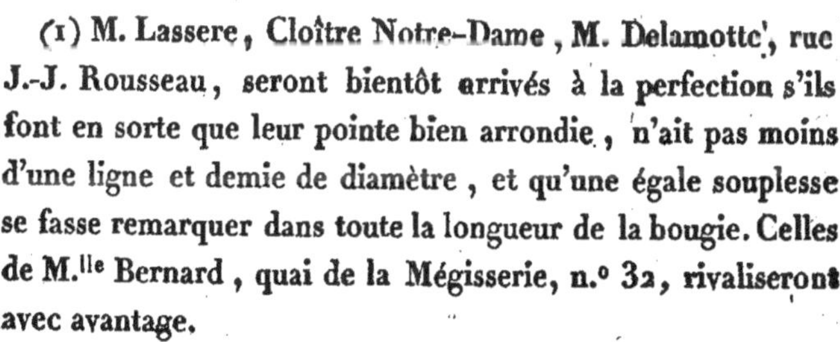

(1) M. Lassere, Cloître Notre-Dame, M. Delamotte, rue J.-J. Rousseau, seront bientôt arrivés à la perfection s'ils font en sorte que leur pointe bien arrondie, n'ait pas moins d'une ligne et demie de diamètre, et qu'une égale souplesse se fasse remarquer dans toute la longueur de la bougie. Celles de M.lle Bernard, quai de la Mégisserie, n.° 32, rivaliseront avec avantage.

Imprimerie de MIGNERET, rue du Dragon, n° 20.

Pl. 1.

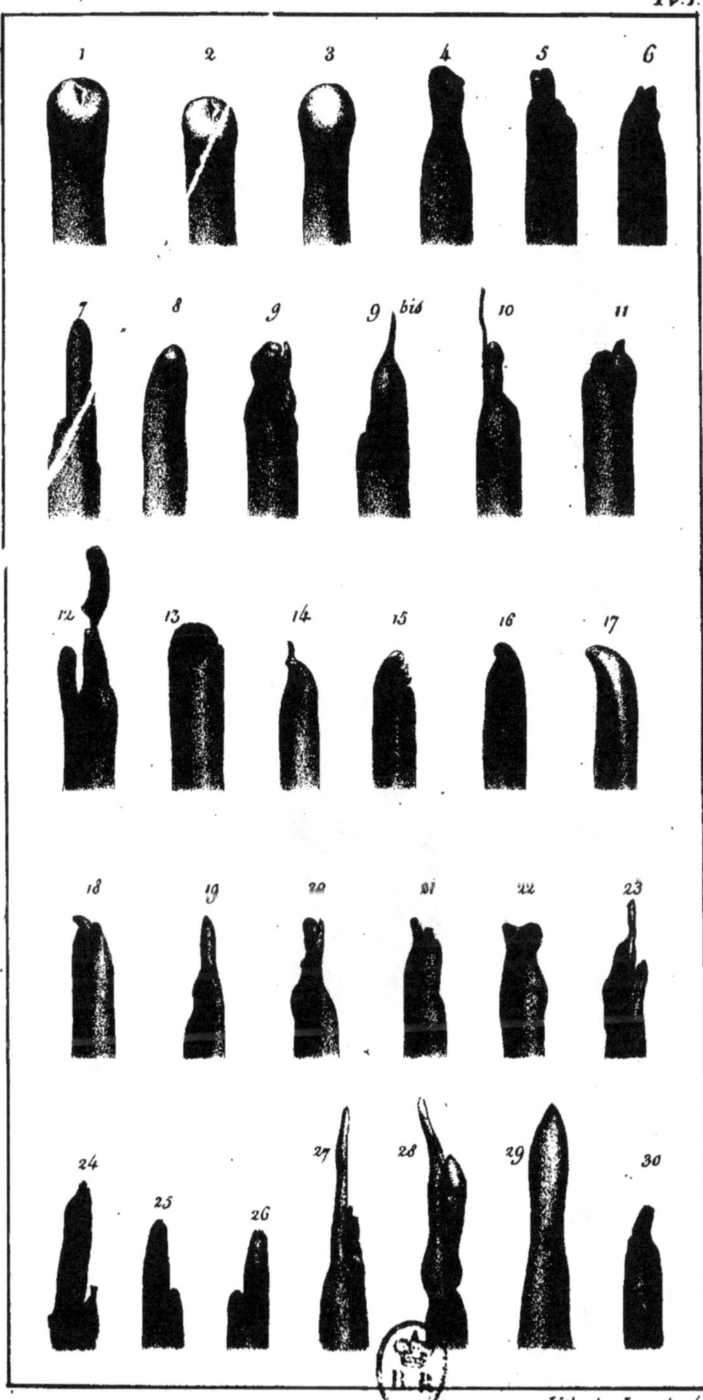

Lith. de Langlumé

Pl. 2.

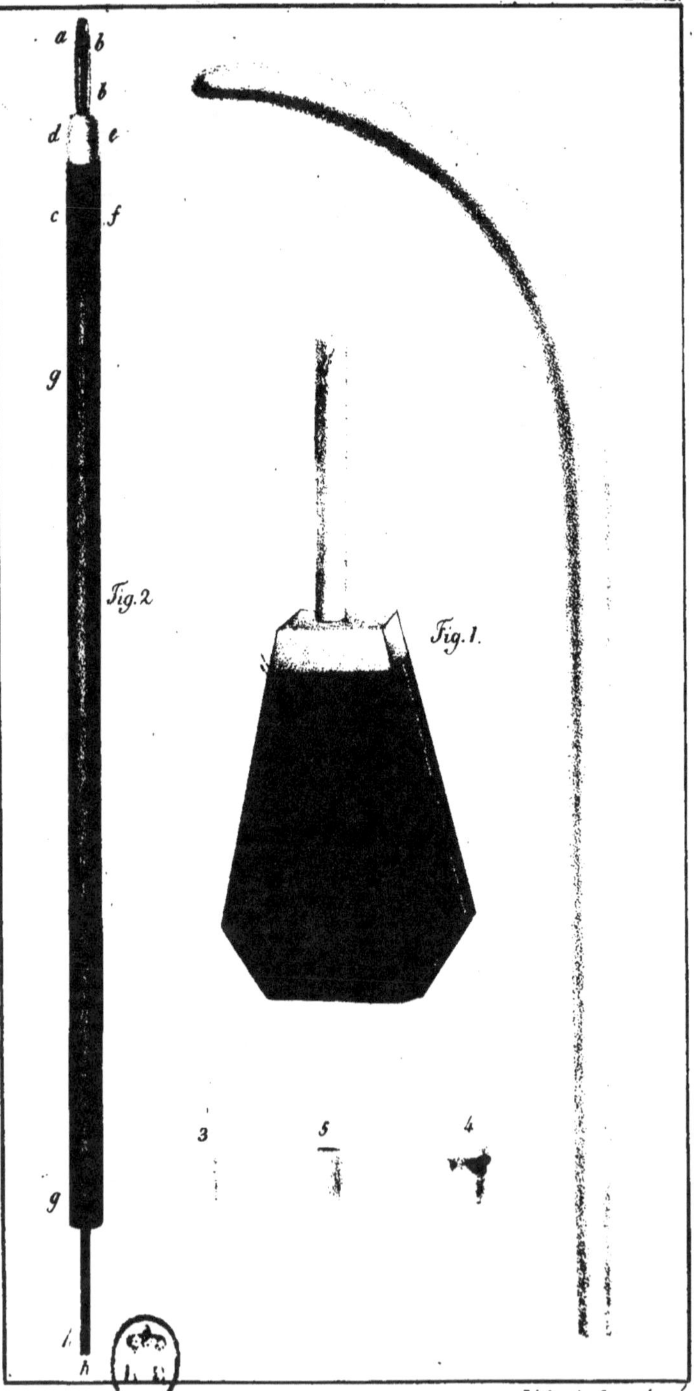

a b

b

d e

c f

g

Fig. 2

Fig. 1.

3 5 4

g

h

Lith. de Langlumé

www.ingramcontent.com/pod-product-compliance
Lightning Source LLC
LaVergne TN
LVHW050416160826
845677LV00002BA/396

* 9 7 8 2 3 2 9 7 8 8 2 1 0 *